U0363669

微·观书丛

Come on, expectant mothers

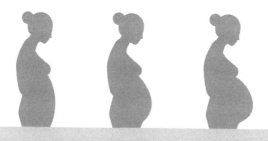

准妈妈，加油！

产科男医生暖心笔记

刘淼 / 著

南方出版传媒
花城出版社
中国·广州

图书在版编目（ＣＩＰ）数据

准妈妈，加油！：产科男医生暖心笔记 / 刘淼著
. -- 广州 ： 花城出版社，2017.10
（微·观书丛）
ISBN 978-7-5360-8452-0

Ⅰ. ①准… Ⅱ. ①刘… Ⅲ. ①孕妇－妇幼保健－普及
读物②产妇－妇幼保健－普及读物 Ⅳ. ①R715.3-49

中国版本图书馆CIP数据核字(2017)第225265号

出 版 人：詹秀敏
策划编辑：林宋瑜
责任编辑：林 菁 刘玮婷 揭莉琳
技术编辑：薛伟民 凌春梅
装帧设计：刘 凛

书　　名　准妈妈，加油！产科男医生暖心笔记
　　　　　ZHUNMAMA, JIAYOU! CHANKE NAN YISHENG NUANXIN BIJI
出版发行　花城出版社
　　　　　（广州市环市东路水荫路 11 号）
经　　销　全国新华书店
印　　刷　佛山市浩文彩色印刷有限公司
　　　　　（广东省佛山市南海区狮山科技工业园 A 区）
开　　本　880 毫米×1230 毫米　32 开
印　　张　7.25　1 插页
字　　数　140,000 字
版　　次　2017 年 10 月第 1 版　2017 年 10 月第 1 次印刷
定　　价　30.00 元

代序：妇产科男医生，好尴尬呀！

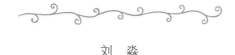

刘　淼

　　午饭后，办公室没人，森哥坐在那里看《雪国与古都》。娟妹笑眯眯地走过来坐下："森哥森哥，现在你的《森哥故事会》挺火的，我好多小伙伴都在看你的文章。有人猜你是女的，我告诉她们，森哥是个如假包换的纯爷们儿。她们又想让我打听一下，你一个男人，为啥选择妇产科呢？"

　　森哥合上书："我选择妇产科，就是因为喜欢。就像有的男人天生喜欢男人，同性恋没有错呀，那是他的选择。"

　　娟妹问："你当年为什么不干外科呢？外科男医生雷厉风行，高大威猛，看着就养眼。"

　　森哥说："别提了，当年我选妇产科，就是因为觉得自己动手能力强，就喜欢做手术，可长得太矮小，一点外科医生的气势都没有。与其和那些180cm以上的彪形大汉一起竞争，还不如和一群165cm的女孩子一起竞争。

　　"妇科内分泌，类似于内科；妇科肿瘤，类似于外科；产科，不用我们妇产科医生去接生，找我们去，主要就是做剖宫产。妇产科，其实是个内外科结合的科室，总体说来，大型医院的妇产科，是偏向外科多一点。外科，就是以做手术为主。肚子里有个包块，你B超、核磁、CT查一大堆，中药、西药吃一大把，最后不还得把它切下来送到病理科吗？我喜欢外科，手起刀落的感觉真爽。

"妇产科，其实是男医生的天地。一台宫颈癌手术，要做4—6个小时，不吃不喝一直站在手术台上，不是每个女生都能顶下来的。万一做手术那天，手术的女医生来了大姨妈，姨妈巾湿透了都没办法换，我的天啦，她的心里也是万马奔腾啊。男医生不会这样吧？妇产科手术量大，一干就是一天，不是歧视，男医生的体力就是比女医生强大，精力就是比女医生旺盛。

"妇产科工作忙，经常全年无休，医生基本都要泡在医院里。古话说：'男主外女主内'，男妇产科医生可以撂下家里的一堆事，在医院里教研。女妇产科医生怎么办？挣得又不多，老公又不用你养着，一天到晚不挨家，如果不是情商很高，早晚离婚。为啥有钱人都找护士呢？大不了辞职在家带孩子，你学了十几年的女医生，让你为了家庭辞职，赋闲在家，绝大部分不会干的。

"妇产科医生，也要生孩子吧。同一批来到科室，女医生要怀孕生孩子，带上哺乳要脱离临床1—2年；男医生不用呀，一直在临床干着。临床经验，你多做一个月，经验就比人家多。所以纵观全世界，顶级的妇产科医生，大部分是男的。我们出去开会，问一问，很多医院妇产科主任都是男的。"

娟妹笑着说："都说妇产科男的像女的，女的像男的，你一天到晚在这女人堆里混，不怕空气中弥散的女性荷尔蒙把你雌化了呀？"

森哥微微一笑："歧视，这是赤裸裸的歧视。妇产科经常有突发事件，医生必须当机立断、眼明手快，和外科医生抢急诊手术台是常有的事。外科医生抢不过我们妇产科医生，就在背后说我们是娘娘腔、男人婆。我经常和其他科室医生一起吃饭，他们从来不会说我像女的。我做事地道，说话得体，喝酒从来不怵，哪个会笑话我像女人呢？"

娟妹问："这么多年，有没有女病人排斥你这个男医生？"

森哥笑着说："中国有十几万妇产科医生，其中十分之一是男医生，越大的城市，越大的医院，男医生的比例越高。来我们医院看病的，大多是受过高等教育的人，知道是来看病的。我偶尔会遇到一两个排斥男医生的患者，我都笑眯眯地说：'旁边，有女医生，您快去。'我一天到晚忙得像条狗，病人多得受不了，才没空去劝说一个不想让男医生看的患者呢。你做得优秀，自然大把的患者慕名而来。你自己都是半桶水，当然在那里和歧视你的女病人一争高下啦。说到底，你要有真本事，你要有口碑，你要让患者觉得你好。

"其实，那些患者真的想多了。她觉得她的隐私被其他男人看了，是她的贞洁没了。你所谓的身体最神秘的部位，其实在我看来，就是一个千疮百孔的器官。我们妇产科男医生，看到的都是解剖，想到的都是疾病。"

娟妹说："其实，我也觉得你挺好挺棒的，可就是一个医院的同事，我实在是不好意思找你做妇科检查。"

森哥说："你想多了，我从来不会求着人家找我看病。找我，我全力以赴，不找我，我视而不见。现在经常有同事路上遇到我，热情地说谢谢，说她或他的老婆生孩子的时候，森哥帮了点小忙。我都满脸堆笑，心里默想：啥时候的事呀？我咋都忘了？"

娟妹一脸坏笑："你们妇产科男医生，可能是看到最多女性私密部位的男人了，都说会让你们阳痿，你说实话，你会吗？"

森哥说："这，就像美食。蔡澜，著名的美食家，行走世界各地，遍尝天下美食，一般的美味佳肴，已经无法勾起他的食欲了，你能说他得了厌食症吗？他天天吃好吃的，最喜欢的，怕还是家里太太做的一碗猪油蛋炒饭吧。"

目　录

02　人间百态

03　就医那些事

01

孕期科普

生孩子，她们都使出了洪荒之力！

午饭后，办公室没人，森哥坐在那里看《追忆似水年华》。娟妹笑眯眯地走过来坐下："森哥森哥，这两天奥运会上，游泳运动员傅园慧火得不要不要的。哇，我真是爱死她了，那完全就是个行走的表情包。她说她已经使出了洪荒之力，我的天呐，这得是多大的力呀！"

森哥头也没抬："头发长，见识短，你去产房看看，天天都是表情包，人人都使洪荒之力。"

娟妹被森哥泼了一盆冷水："森哥，我怎么没注意有什么表情包呀？"

森哥合上书："生孩子，是非常疼的，完全是种抽骨剥皮的痛。女生在这个时候，很容易表现她最真实的一面。可以这么说，一个女生有没有真正的修养，在这个时候最能体现。就像蒸桑拿，女生平时脸上画得五颜六色的，你想知道她到底好不好看，带她去蒸个桑拿吧。"

娟妹不服气："女生生孩子，不就是只有一种痛苦表情吗？我就没听说过谁是笑着生的。"

　　淼哥说："同样都是痛苦，但她们有不同的表现。生孩子是一种生理过程，疼痛在所难免。虽然有无痛分娩可以缓解疼痛，但也不是完全不痛，何况不是每位产妇都适用的。以一种原始的、正常的过程来迎接这10个小时左右的考验，是每一位选择自然分娩的女生必然经历的人生路，这是一种煎熬，也是一种磨砺。

　　"有的女生，一疼起来，就斯文扫地。我见过嗷嗷直叫的，我见过用头撞地的，我见过以死相逼的，我见过脱光了满产房乱窜的，一般情况，我都视若无睹。闹就闹吧，这也是一种宣泄的方式，待产室里又没有窗户，你还怕产妇做出什么危险的事情？

　　"有的女生，也疼，可非常有修养。不疼的时候笑眯眯的，知道看看手机看看书，分散一下注意力。疼的时候就按照孕妇学校里学到的拉玛泽呼吸法，调整自己的呼吸，让自己的疼痛感尽可能降低。

　　"同样的疼，有的人哭，有的人嚎，有的人就默默地深呼吸。如果没办法反抗，那就闭上眼睛享受。你看人家傅园慧，本来是没有得到好名次，可她开心快乐呀，现在比那些夺冠的人还招人喜欢。

　　"生孩子就像男人喝醉了酒，其实有时候根本没有醉，她只是利用这个时候肆意放纵一下，把内心里面原始的自我彻底暴露出来。有些女生，平时看起来珠光宝气、典雅文静，生个孩子就满嘴粗口、鬼哭狼嚎。有些女生，平时看起来其貌不扬、内敛无光，生孩子的时候隐忍豁达，不哭不闹。说实话，那些世家子弟就是比那些暴发户们有修养，让你发自肺腑地想想尽办法去帮助她。"

娟妹笑着说："难怪说你是妇女之友，女生最原始最坦荡的一面，在你面前暴露得一丝不挂，你是最懂女人心的。"

森哥说："我没生过孩子，可我天天看女生生孩子。为什么我这么帮女生说话？是因为她们真的是好伟大呀！生孩子，各个女生都使出洪荒之力。很多女生，平时跑个5000米都喊累，可生孩子的时候，都像换了个人似的，那完全是在跑3个马拉松呀！

"想想看，一个哈密瓜那么大的脑袋，从平时只能放根火腿肠的洞洞里娩出，多疼呀！别看那些男人们孔武有力，坚毅勇敢，让他们生个孩子试试，保证还没到一半的疼痛，就已经缴械投降了。所以，家里有老公，再笑话老婆娇生惯养的时候，老婆大可拎个啤酒瓶说：老娘当年可是把你孩子生出来的人，这事儿我都挺过来了，你算哪根葱呀。"

娟妹笑得前俯后仰："哈哈，森哥，我太佩服你了，这么会说。"

森哥叹了口气："没见过女生生孩子的男生，真的无法体会女生的伟大。那几个小时，完全是凤凰涅槃，浴火重生。为什么女生在当妈妈之后，就会抛弃她以前的幼稚呆萌，变成战天斗地的女汉子？她经受了世界上最剧烈的疼痛，经受了一种整个下体被压路机碾碎的摧残。看着她们满头大汗、筋疲力尽的样子，我总是很心疼，有空都会拿些纸去帮她们擦擦额头的汗。多么弱小的女生，在这一刻幻化成生命女神，用她的洪荒之力，为一个新生命的诞生在拼搏，这是世界上最感动的画面了。

"我真想不通那些对老婆不好的男人，你以为自己挣钱就牛啦，你以为你加班就辛苦啦，你知道你老婆生孩子的时候遭的是什么罪吗？你就是把全世界都买下了也弥补不了她的付出。所以我最恨那些不珍惜老婆的男人，最恨那些瞧不起老婆的男人，贫贱之知不可忘，糟糠之妻不下堂。为你生孩子的女人，是你要用一辈子去爱的人。"

娟妹感动了："森哥，你这段话，我要讲给我老公听，他是完全不懂当年我生孩子的痛的，他以为就像拉个屁屁那么容易。对了，那个减轻分娩时候疼痛的拉玛泽呼吸法，到底怎么做？"

森哥说："看，不上孕妇学校吧，还是要去听听课的，那里有很多专业老师，会给孕妇们讲讲怀孕生孩子可能遇到的情况，老公们也应该一起去听一听。

"拉玛泽分娩法，是由一位男产科医师拉玛泽发明并传播到全世界的。从怀孕7个月开始一直到分娩，是一个对神经肌肉控制、产前体操及呼吸技巧训练的学习过程。

"让产妇在分娩时，把对疼痛的注意力转移到对呼吸的控制上，从而缓解宫缩疼痛，达到加快产程并让婴儿顺利出生的目的。怀孕晚期，老公应该在家里陪老婆练习一下，增进感情，克服恐惧，便于生产。"

拉玛泽呼吸法，简而言之就是：

子宫收缩初期：规律地用4个"嘻"、1个"呼"。

子宫收缩高峰时：以大约1秒1个"呼"。

子宫收缩减弱时：恢复使用4个"嘻"、1个"呼"。

子宫收缩结束时：做一次胸部呼吸，鼻子吸，嘴巴呼。

孕妇到底能不能过安检门？

　　午饭后，办公室没人，淼哥坐在那里看蕾秋·乔伊斯的《一个人的朝圣》。娟妹急匆匆走过来坐下，心急火燎地说："淼哥淼哥，这不是国庆吗，我表妹，现在怀孕6个多月，怕过段时间生孩子没办法出门，就想从成都过来找我玩。可是，网上说成都双流机场有什么'弱光子人体安全检测仪'，就是X射线检查，辐射可强了，对老弱孕妇有危险。她很犹豫，天天打电话问我，那东西到底可不可怕。成都坐火车到深圳太远了，坐飞机她又怕过安检门宝宝被辐射。你说，双流机场还是内陆重要的国际机场，为什么会把这么危险的一个安检仪放在那里呢？"

　　淼哥头也没抬："娟妹，不要听风就是雨，有些记者，不懂专业，遇到点事情就喜欢夸大其词，唯恐天下不乱。前段时间，浙江有个医疗团队，发现小苏打可以抑制癌细胞的生长，这是一件有突破性的研究。结果有记者写了篇新闻，说什么'十几块钱的小苏打，就能饿死癌细胞'。

"老百姓一看很惊奇呀：原来癌症是可以治疗的，还不用花那么多钱。

"维权斗士一看很开心呀：又遇到个江湖郎中吹牛的，小苏打能治疗癌症，用屁股想都不可能呀。

"碱性饮用水商一看很兴奋呀：专家说了，小苏打能饿死癌细胞，我的弱碱性水就是苏打的一种呀，要多喝，有病治病，没病解渴。

"医学专家一看很无奈呀：这真是拍马屁拍到马腿上了，好端端的一项科研成果，被外行的记者报道成了巫婆碗里的香灰水。

"成都双流机场那种安检仪，我看设备数据报道，说'仪器单次检测辐射量是0.05—0.2μGy，设备外50cm周围的辐射泄漏量为0.32μGy/h'。"

这里面存在三个问题：

1. 这个辐射量到底会不会对人产生影响？

2. 周围工作人员长期接触，会不会有累积效应？

3. 旅客的知情权，到底应不应该保护？

"第一个问题：这个辐射量非常小，不会对人体产生影响。

　　"举例说明：香蕉里含有放射性同位素钾40，吃一根香蕉，接受的辐射剂量是0.1μGy，科学上有个名词叫'香蕉等效剂量'。过一次这种安检门，相当于吃了半根到两根香蕉。我们不是天天推荐吃香蕉吗？通便润肠。

　　"地球上的电离辐射无处不在，人体每天接受的辐射剂量大概是10μGy，过一次这种安检门，相当于每天多接受了7分钟到半小时的地球电离辐射。我们不天天想健康长寿吗？如果害怕电离辐射，为什么不一了百了呢？

　　"坐飞机从成都飞到深圳，要飞1446公里，高空接受的电离辐射剂量是13μGy。过一次这种安检门，最多相当于在飞机上多飞了22公里。过安检就是为了坐飞机，既然害怕电离辐射，你为什么不去走路呢？

　　"第二个问题：辐射程度和距离的关系非常密切，正常工作状态，不会有影响。

　　"50cm，相当于一位普通女性手臂的长度。哪个工作人员，会离那个安检门那么近？不都是坐在屏幕后吗？过安检门，不用10秒钟吧？身上有没有刀枪棍棒，屏幕上一眼就看出来了。哪能让你慢悠悠地走个10分钟呀，那后面的旅客不就炸锅啦？

　　"第三个问题：知情权应该保护，但这个反应有点过度了。

　　"请问：全世界卖香蕉的商人，有没有提示过你关于辐射的问题？土豆、葵花子、坚果、肉类、牛奶，以及大米中都有类似情况，你是不是要去商务部维权，要求每一个瓜果蔬菜都标注：食物有辐射，请谨慎选择！

"你的爸妈有没有提示你地球天然辐射的问题？早知道这个星球这么危险，这么多电离辐射，当年别把你生出来不就更好？

"任何事情，都要知其然，还要知其所以然，动不动就说这个有危险、那个有危险，除了吓唬'没头脑'和'不高兴'，还能起到什么作用呢？"

娟妹吐吐舌头："淼哥，要不是你今天说，我还不知道香蕉、土豆、牛奶、大米都有辐射呢。本来不懂的，你这么一讲，我好像都明白了。可是，为什么媒体报道以后，有关部门会发出整改通知呢？"

淼哥笑着说："唉，这就是一场戏，做给外人看的。与其费尽口舌，给老百姓讲解这个安检门没有危险，倒不如按老百姓的要求，在显著位置标明相关危害。机场是国家的，要求起来方便。网上那么多愤青，你给他讲航空安全，他给你讲辐射危险；你给他讲电离剂量，他给你讲公民知情权；你按他的意思关掉这种安检仪，他又给你讲回安检的不负责。总之，他不是给你讲道理，他就是要和你对着干。"

娟妹不放心继续问："淼哥，我的表妹可是孕妇哟。孕妇，会不会特殊一点，毕竟肚子里有个宝宝。"

淼哥合上书，揉揉肩膀接着说："妊娠期，胎儿最容易受到电离辐射影响而发生畸形是在妊娠4—24周。根据美国放射学会、美国妇产学会、美国食品药品监督局的指导，胎儿接受的X射线照射，如果剂量低于50mGy，是不会对胎儿造成健康影响的。

"这是什么意思？这个孕周的孕妇，通过25万次这种X射线安检门，都不会对胎儿造成影响。再精确点，一位孕妇，怀胎十月，整个孕期280天，不吃不喝不上厕所，每两分钟过一次这种安检门，都不会对胎儿有影响。这个频率，我估计孕妇的腿都要断了吧。

"很多场所，比如医院，会在显著位置提示辐射对孕妇的影响，其实都是一种规避责任。例如拍胸片，X光胸片单次电离剂量为 $0.7\mu Gy$，要照7万多次才能超过50mGy的最低标准。

"现在的医疗技术很发达，尽管经过各种产检的筛查，仍然会有1%—2%的概率出现胎儿出生畸形，这是个不小的人群。这群人中的一小部分偏执狂，拉不出屎怪地球没引力，非要把胎儿畸形怪到孕期接受了X射线上。你说放射科的医务人员给谁说理去？从小我们不都是看《神奇四侠》《X战警》长大的吗？接受X射线，宝宝是可能突变的。生个超人，孕妈会偷着乐，生个六指畸形，她能高兴吗？

"孕妇过特殊场所安检，当然是可以告诉工作人员，自己需要特殊对待。报道上说国外几年前就废除了X光安检，我是不信的。今年5月份去美国，我亲眼看到一位孕妇，在特殊通道接受安检。大庭广众之下，她被摸胸掏裆，查了个遍。那位孕妇泪眼婆娑，非常难堪。唉，要是我，真还不如过一次安检门。"

怀孕后鼻塞，只能熬着吗？

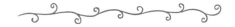

午饭后，办公室没人，森哥坐在那里看钟伟民的《如何处理仇人的骨灰》。娟妹心急火燎地走过来坐下："森哥森哥，我表妹现在怀孕5个多月，鼻塞得好严重呀。天天鼻子不通气，白天还能张开嘴巴呼吸，像条鱼似的；晚上就惨了，流鼻水，鼻塞得更难受，整宿没法睡觉。现在她老公还笑话她是'呼噜娃'，说她晚上打鼾打得床板都快被震垮了。她连死的心都有了，呼吸不畅、口干舌燥、睡眠困难、心情烦躁，又怕影响到肚子里的宝宝。

"去医院看病，呼吸科推到妇产科，妇产科推到耳鼻喉科，耳鼻喉科让她回去喝水。你说，这水真是包治百病的灵丹妙药，啥病都是多喝水。她喝多了水要去上厕所，你知道一个孕妇上厕所多么不方便吗？你是妇女之友，你说她该怎么办呢？"

森哥合上书，问："她鼻塞有多久了，会不会经常打喷嚏？"

娟妹说："她好像怀孕3个多月就开始这样了，一直不见好，时不时打打喷嚏。"

淼哥笑着说："她去医院，医生给她指的科室挺对的呀。普通人，鼻塞是由感冒导致的，一般还伴随有打喷嚏、咳嗽、流鼻涕、发热什么的，这是看呼吸科。但感冒一般都是病毒引起的，属于自限性疾病，就是对症处理，7—14天，自己就好啦。你表妹鼻塞这么久的，一般不是呼吸科的事。

"让她去妇产科，那是因为她的鼻塞是由怀孕引起的，又叫妊娠期鼻炎。怀孕后，妈妈体内的雌激素增高，鼻腔黏膜肿胀，小血管扩张，腺体分泌旺盛，鼻黏膜超敏反应，对各种过敏源反应增高，表现为鼻塞、打喷嚏、流鼻涕等症状。一般在怀孕3个月后变得明显，有些整个孕期都会持续，生完孩子鼻塞就消失了，也不会有什么后遗症。妇产科医生让她去耳鼻喉科，是对的。

"耳鼻喉科，其实有些办法，他们可以用洗鼻治疗，清除鼻腔局部附着的灰尘、过敏源、病原微生物等，改善鼻黏膜状态。对于那些老是打喷嚏的，可以用激素类喷雾剂，减轻局部炎症、水肿及充血。鼻塞特别严重的，可局部滴点血管收缩剂，但一般不超过5天，以免造成鼻黏膜萎缩。

"我遇到这种病人，一般推荐她们去中医科，说实话，中医对很多病还是很有效的。我问过中医科的医生，他们说中医讲究辨证施治，很多孕妇说效果不错。根据具体情况，他们会有不同的方法。"

桔梗元参汤（治鼻塞涕多者）

桔梗9克，玄参9克，杏仁9克，橘皮9克，半夏9克，茯苓9克，甘草6克，生姜9克。煎半杯，热服。

五味石膏汤（治浊涕黏黄者）

五味3克，石膏9克，杏仁9克，半夏9克，玄参9克，茯苓9克，桔梗9克，生姜9克。煎半杯，热服。

黄芩贝母汤（治鼻热生疮者）

黄芩9克，柴胡9克，芍药9克，玄参9克，桔梗9克，杏仁9克，五味3克，贝母9克。煎半杯，热服。

苓泽姜苏汤（治鼻塞咽痒者）

茯苓9克，泽泻9克，生姜9克，杏仁9克，甘草6克，橘皮9克，紫苏叶9克。煎半杯，热服。

"按摩迎香穴、太阳穴、风池穴、大椎穴，也可以缓解鼻塞，有些中药泡脚也挺有效。"

娟妹崇拜地看着淼哥："淼哥，可以呀，什么科都懂！"

淼哥揉揉眼睛说："现在都推广全科医生，讲究的是一个医生懂得比较全面，我也在朝这方面努力呀。我毕业就干妇产科，其他科室的知识都不懂，现在有种看病的思路，就是治一种病，多学科合作，这种模式挺好的。人呀，要虚心，要学习。什么推病人，其实就是因为这种病，的确不是一个科室可以解决的。什么中西医之争，尺有所短，寸有所长，不是一棒子把对方打倒，你就笑傲江湖了。"

娟妹说："其实，我表妹挺害怕去医院的，有没有什么办法，在家里缓解一下鼻塞的呀？"

首先，要正确认识。妊娠期鼻炎是种常见病，大约20%的孕妇都有，保持良好心态，不要焦躁。

第二，注意环境卫生。定时开窗透气，勤换枕头、被褥，避免灰尘和霉菌的滋生，避免吸二手烟。

第三，按时作息，适当锻炼。快步行走、孕期瑜伽、冷水洗脸，都可以增强免疫力，减少过敏反应的发生。要避免过度疲劳，孕妇抵抗力是下降的，可多吃些富含维生素C、维生素E类食物。

第四，半卧位睡觉。晚上睡觉的时候，多加一个枕头，垫高头部，有助于减轻鼻窦压力，更容易鼻式呼吸，尽量保证睡眠。

第五，使用家用加湿器。加湿器可以减少因为空气干燥而导致的刺激性鼻塞、咳嗽。可以湿化鼻腔内的分泌物，便于排出。

第六，经常热水泡脚。中医认为，脚底是各经络的汇聚处，仅足踝以下就有33个穴位，双脚穴位达66个，占全身穴位的1/10。热水泡脚，可以刺激按摩这些穴位，缓解身体的很多小毛病。

第七，吸入水蒸气。鼻塞的孕妇，在单位可以在保温杯中装点热水，呼吸蒸发出来的水蒸气；在家里，可以用热毛巾敷敷鼻子。

第八，避免刺激源。注意减少可能的刺激，比如少接触干冷空气、二手烟、宠物、雾霾等，尽量不到人多的公众场所，必要时戴口罩。

娟妹高兴得跳起来，说："太棒了森哥，你说得可真全面，我要转给我的表妹看，还要告诉我身边的小姐妹，怀孕后鼻塞，不用熬着，正确认识，办法多多！"

再懒的女生，也不能忽视这个！

　　午饭后，办公室没人，淼哥坐在那里看《日常生活中的思维导图》。娟妹晃晃悠悠地走过来："淼哥淼哥，最近几天真是倒霉，宫外孕的病人没有爆棚，倒是卵巢囊肿蒂扭转的病人，像约好了似的，成群地来。昨天晚上，急诊来了两个病人，都是肚子疼了一两天不看病，拖到受不了了才到医院。住院立刻安排手术，整个卵巢都黑了，没办法保留，只能切掉。你说，30岁左右的女生，一边的卵巢没了，不就像没了一个肾！"

　　淼哥也叹了口气："唉，别提了，这个月，产科都做了3个这种病人。怀孕20周左右，孕妇肚子疼，诊断是卵巢囊肿蒂扭转，只能急诊手术。麻醉、术后需要用药，再怎么小心，或多或少都会有影响吧。我们做手术的时候，就像在气球上切肉。前面一个大子宫，软软的，看到里面的宝宝，活动时鼓起一个小包包，那可是一条鲜活的生命，而旁边就是一个扭转的卵巢。

　　"有两位孕妇还算走运，发现得比较早，卵巢没有坏死。

我们轻轻地把卵巢复位，再把囊肿剥掉，卵巢是保住了。有一位孕妇可没有这么幸运，一侧卵巢都已经变黑，彻底坏死了，只能切掉，太可惜！

"术中、术后还要使用一堆抑制子宫收缩的药。况且，孕妇肚皮上的肥油超级厚，子宫会一天一天大起来，伤口也不见得能长好。谋事在人，成事在天，医生手术做得很漂亮，孕妇肚子里的宝宝能不能安全长到足月，就只能拜托玉皇大帝了。"

娟妹吐吐舌头："淼哥，这些卵巢囊肿，都不是一天两天长起来的，她们为什么不体检呢？"

淼哥苦笑着说："以前，结婚要体检，体检不合格不发结婚证。现在婚检崇尚自愿，大部分夫妻都不愿意去检查一下。其实，婚检是可以发现很多疾病的。比如地中海贫血、苯丙酮尿症，都是些染色体疾病，如果夫妻双方都是基因携带者，怀孕后是需要产前诊断的。

"最常见的是什么情况？子宫上长个肌瘤，卵巢上长个囊肿。结婚以后，男欢女爱，造人成功。去做孕期超声，妇产科医生说：'恭喜您，宝宝发育挺正常，但是，有个问题很棘手……'

"子宫肌瘤、卵巢囊肿，都是女性的常见病，其实早发现早治疗，问题也不大。30岁以上的女性，约20%有子宫肌瘤，很多没有症状，一辈子也就这么过去了。可有些肌瘤，长的位置比较特殊，比如在宫腔。怀孕，就像地里种庄稼。你庄稼地旁边有块再大的石头，也不影响你播种；可这石头要是埋在你家地里，你不得先把它刨出来呀？

"有些女性，怀孕老怀不上，或者怀孕容易流产，一做B超，发现宫腔里有个小肌瘤。你说，早点做个超声，怀孕前把肌瘤处理掉，不就不用遭罪吗？

"卵巢囊肿更气人了。有些中学生，上完体育课，突然出现肚子一侧痛，恶心又想吐，躺躺好像没那么难受了，不跟老师和父母说。过几天肚子又开始疼，送到医院急诊手术，卵巢囊肿蒂扭转坏死，只能切除，这么年轻的小女孩，没了一侧卵巢，多造孽呀！

"什么叫卵巢囊肿蒂扭转？你就想象手里拿着个大哑铃，两个胳膊抡起来，因为惯性的原因，胳膊被扭了几个圈。没拿哑铃的胳膊，抖一抖就好了；拿着哑铃的胳膊，抖不动呀。结果，血液流通不畅，静脉回流受阻，那条胳膊就坏死了，都是哑铃惹的祸！"

娟妹问："森哥，你反复提到做B超，B超真的那么神奇吗？"

森哥揉了揉肩膀，说："超声和病理，是我们妇产科医生的两只眼睛。其实，CT、核磁也可以发现这些问题，但从性价比来说，大部分情况，做个子宫双附件B超就可以了。经常有人问我：准备怀孕了，需要做哪些检查。我总是回答：有101项孕前检查，你可以做；但如果没有特殊情况，那100项检查不着急做，唯一需要做的，就是子宫双附件B超。"

娟妹睁大了眼睛："是呀，也经常有人问我，怀孕前要做什么检查，你说得对，B超是最需要做的。很多女生，不喜欢做经阴道超声，经阴道超声到底有没有必要呢？"

森哥合上书，淡淡地说："妇科超声，从部位上讲，有经腹部、经阴道、经直肠。子宫双附件，是在盆腔，位置很深，如果是小的肌瘤或者附件包块，肯定是从阴道里做会更清晰点，毕竟距离近嘛。处女，有需要就经直肠做。

"我给患者开妇科B超，都会把道理说一下：隔得近、看得清！花一次钱，做一个更准确的检查，不好吗？遇到那些实在有心理障碍的女生，我也不劝。毕竟，不是每个女生都愿意一根又粗又硬的棒棒，怼到洞洞里去，还要左晃右晃，别一下没忍住，喷尿了。"

娟妹笑得花枝乱颤："森哥，你太坏了，做阴道超声前，是要把尿排空的，不要以为我不知道。"

森哥一本正经地说："女生，有些是大大咧咧的。月经每个月按时来、全身不疼不痒的，就以为自己没问题。某一天，忽然发现子宫有个大肌瘤影响怀孕；或者卵巢囊肿蒂扭转，卵巢坏死了。

"罗马不是一天建成的，肌瘤也不是一天长大的。趁肌瘤或囊肿小的时候，做个微创手术就可以，你非要把肌瘤养成脸盆那么大，这不是在害人害己吗？不要以为你脸上没有长雀斑，你的子宫就不会长肌瘤；不要以为任何疾病都有机会让你慢慢治疗。卵巢囊肿，10%会发生蒂扭转，2小时内没有手术复位，卵巢很可能就报废了。

　　"女生懒，你可以不梳头，不刷牙，卫生巾贴三天不换，内裤穿一个礼拜不洗，没问题，你最多成为一个有味道的女生。但再懒，也请你安排时间，做个子宫双附件B超。一两百块钱的事，你可以省去很多麻烦。"

脐带绕颈，不是宝宝上吊！

　　午饭后，办公室没人，森哥坐在办公室看东野奎吾的《虚无的十字架》。娟妹一阵风似的走过来坐下："森哥森哥，我那个表妹，这两天魔怔了，天天给我打电话，哭哭啼啼的。她现在怀孕32周，做了个胎儿B超，别的都没事，但超声报告说脐带绕颈1周。我告诉她不用担心，她就是不信，整个人都抑郁了。"

　　森哥头也没抬，问："你是怎么给她解释的？"

　　娟妹说："我是按教科书说的，很标准地解释：有20%—25%的宝宝，会出现脐带绕颈，这种情况与脐带过长、胎儿偏小、羊水过多、胎动频繁等有关。每4—5个宝宝中，就有1个是脐带绕颈。其中脐带绕颈1周的发生率是89%，绕颈2周发生率是11%，绕颈3周以上或缠绕胎儿躯干、肢体的比较少见。脐带绕颈，对胎儿的影响与脐带缠绕松紧、缠绕周数及脐带长短有关。绕颈一两周，一般不会对宝宝构成威胁，不影响以后的分娩方式。"

森哥笑了，说："你呀，是位好的医务人员，专业很过硬。可是，你的解释没办法打消你表妹的顾虑，她当然会抑郁呀。你知道她为什么担心吗？"

娟妹一脸懵懂地看着森哥，说："我觉得脐带绕颈是件很普通的事呀，真没什么好在意的，我也不知道她为什么会杞人忧天。"

森哥放下书，边揉肩膀边说："我们医务人员，经常不从患者的角度出发去考虑问题，只是想当然地按课本知识解释病情。隔行如隔山，我们认为理所当然的事情，在非医疗人士眼里，就是天方夜谭。拿脐带绕颈来说，孕妇们为什么这么担心？

"从小接触的故事里、电视里，有种自杀的方法就是上吊。一个人，把一根绳子套在脖子上，脚一蹬，不用10分钟，就因为无法呼吸而暴毙。这是老百姓骨子里接受的事实呀。

"好，现在一份超声报告来了，说脐带绕颈。脐带，那不就是像绳子一样的东西吗？绕颈，那不就是套在宝宝脖子上吗？我的天呐！宝宝在肚子里，被一根绳子勒在脖子上，那么，他会不会突然就死了？"

娟妹张口结舌："森哥，你太能扯了，这能是一回事吗？"

森哥笑着说："你不了解孕妇的担心，所以你解释不到位，再怎么说，都无法打消她的顾虑。如果是我，我会这么说——"

第一，宝宝在妈妈肚子里，就像一条船在风平浪静的港湾里；脐带牵着宝宝，就像缆绳系在船体。自由荡漾的船，怎么可能被缆绳勒得很紧呢？

第二，脐带是有长度的，一般30—100cm，平均55cm，宝宝的脖子，周长不到20cm，能绕颈，一般说明脐带比较长。你看缠成一团乱麻的毛线，不就是因为太长了吗？

第三，脐带绕颈的有无和周数，隔着肚皮是看不到的，超声科医生是根据宝宝颈部见到的"V"形、"W"形、波浪形压迹，来诊断脐带绕颈一周、两周、多周。有种情况属于脐带搭颈，就像脖子上搭了条围巾，宝宝一活动很容易解开的。

第四，脐带绕颈的发生率，在20%—25%，如果真的很危险，那不是每四到五个宝宝，就有一个宝宝被勒死了？身边很少听说这种事情吧？

第五，宝宝是逐渐长大的，小的时候活动空间相对宽阔，开始绕颈，他可能后来一活动又不绕了。哪天孕妈们感觉到肚子里的宝宝剧烈运动一番，那就有可能绕颈发生了变化。只是越临近足月，宝宝的活动空间越小，绕颈周数发生变化的可能性越小，所以别着急，动态观察。

第六，脐带绕颈一周到两周，绝大多数没问题，主要是怕宝宝太调皮了，在妈妈肚子里不停地转圈圈，绕个三周五周的。这种情况下，需要加强监测，除了定期复查超声，更重要的是数胎动，胎动异常，随时到医院。如果临产以后还没有变化，最终剖宫产的概率会增加。

第七，脐带绕颈，的确是有可能把宝宝勒到，但绝大多数出现在分娩的时候。脐带是有一定长度的，绕颈以后长度变短。从子宫到阴道口的距离，一般在25cm，脐带减去宝宝脖子的周长，剩下的长度一般也大于这个值。产程不发动，宝宝不会往外走；不往外走，宝宝不会被勒到。现在生孩子都是在医院吧，这个过程中万一遇到脐带很短，宝宝被勒到的情况，胎心会出现明显的变化，医务人员能第一时间发现。

娟妹崇拜地看着森哥说："森哥，你真行，这么点小事，你能扯出这么多点来，估计我表妹听完，烦都烦死了，啥也记不住，就知道脐带绕颈没事了。"

森哥扶了扶眼镜："我经常被问脐带绕颈的事，我说得口水都快干了。你就告诉你表妹一点：定期产检，不适随诊。脐带勒住宝宝，是发生在临产以后，就像上吊自杀，你不踢倒凳子也不会有事吧？

"另外，重要的事情说三遍：数胎动、数胎动、数胎动！

"孕妇自己数胎动非常重要，宝宝在肚子里有危险，很多会表现出胎动异常，千万不要掉以轻心，宁可多往医院跑几遍，也不要抱憾终生。胎动计数，一般要求孕妈们每天早中晚各数1小时。正常胎动至少每小时达到3次或以上。每动1次计数1下，有时会有一连串的胎动，那就算1次，隔开5—6分钟再动算另一次。

"宝宝真的有事了，一般也不是脐带绕颈导致的，大月份胎死宫内，大部分是因为脐带扭转导致的。脐带绕颈是宝宝前后转体运动，脐带扭转是宝宝上下圆周运动。细心的孕妈，可以感觉到。"

怀孕七八个月，宝宝说没就没了？

　　午饭后，办公室没人，淼哥坐在那里看《萤火虫小巷》。娟妹急匆匆地跑过来坐下："淼哥淼哥，我的心里可难受啦。我的闺密晓雯，这都怀孕七八个月了，宝宝说没就没了。我们一群姐妹淘早准备好了，过两个月等她生宝宝后，一起去当孩子的干妈。他们家也准备好了所有的东西，衣服、尿片、婴儿床、名字……昨天，她老公偷偷告诉我，孩子忽然没了，晓雯现在住在她家附近的医院，整个人哭得稀里哗啦的，我们都不知道怎么办。"

　　淼哥合上书："唉，这种事情，在妇产科是很常见的。本来满怀欣喜地等着新生命的到来，都过28周了，说没就没了，放在谁身上都不好受。"

　　娟妹一脸悲伤："是呀，你说我们该怎么去安慰她呢？"

　　淼哥劝说道："现在是人家最痛苦的时候，我建议你们不要去打扰她，这时候她需要的是丈夫的陪伴，丈夫的安慰，丈夫的理解。这个孩子是他们两个人爱的结晶，在最后时刻和他们没有缘分，是挺痛苦的。如果你想帮助她，就去提醒她老公，千万要注意言行举止。孕妇这个时候，很悲伤、很自责、很痛苦，任何外界的打击她都受不了。想哭就尽情地哭，哭也是一种宣泄。丈夫一定要给孕妇灌输这样的思想：我的眼里，你是最重要的，宝宝离开我们，这是命运的安排，留得青山在，不愁没柴烧。

"接下来要配合好医生的治疗。医生会尽早安排引产，胎死宫内时间久了，可能会导致孕妇凝血功能障碍。不能拖太久，等宝宝出来后，医生会常规拍照、记录。

"超过28周的宝宝，属于围产儿，围产儿死亡是会有院、区、市三级讨论的，最后会有个专家意见。你让她老公联系管床医生，追踪这个意见，争取下次不再发生。这个建议，可能是你能提供的最大帮助了，比你送花、送钱、送水果来得实在。"

娟妹点点头："你说得对，这时候他们肯定是六神无主的，把正确的处理方法告诉他们，避免二次伤害。淼哥，你觉得她的宝宝为什么会突然胎死宫内呢？"

淼哥说："在深圳产检，有医保的产妇走生育保险，自己花不了什么钱。你的朋友，素质应该很高，不会不产检的。如果定期产检，医生又没说有什么特殊情况，过28周后胎死宫内的最大可能性，是脐带扭转。他们可以等宝宝引产出来后，自己看看，是不是脐带比较细，绕得像电话线似的，肚脐根那里细细黑黑的，一般都是这个原因。"

娟妹问："不是说孕妇高血压、糖尿病、梅毒、胎盘早剥、胎儿畸形等才是宝宝常见的死亡因素吗？"

森哥说："这事儿，得感谢政府，感谢医院。现在只要在正规医院产检，医生是很有经验的。

"如果是胎儿畸形，孕20周左右就可能发现，并且做进一步的检查，评估这个宝宝能不能要。

"妊娠合并梅毒，就更早会被发现，早孕建卡的时候会常规筛查的。如果真有，在传染科规范化治疗一下也问题不大。

"妊娠合并高血压、糖尿病的孕妇，会有办法把病情控制在合理范围，在医生的监控下，万一有什么事情，会提前处理。

"如果是胎盘早剥，会肚子痛或者大出血的孕妇，真的合并有内外科疾病，医院会按级别把她转诊到上级医院。很多危险，都可以尽量控制。

"俗话说'七活八不活'，你的朋友怀孕七个多月，如果是其他原因导致的宝宝有危险，实在不行，可以剖宫产终止妊娠，一般不会遇到胎死宫内的惨剧。听你的口吻，她应该是在没有任何不舒服的情况下，宝宝没了的。这种脐带过度扭转的可能性最大。脐带是供给营养的纽带，纽带阻断了，几分钟宝宝就没了。"

娟妹说："听她老公说，好像是没啥特殊的，就是开头两天宝宝动得很少，他们也没有注意。"

森哥说："其实，宝宝已经发出求救信号了，没有引起他们注意，太可惜了。我们妇产科医生，经常会遇到过来看急诊的孕妇，自己说觉得胎动明显异常，要么忽然很多，要么忽然很少。

　　"这就是孕妇学校上课认真的。在孕妇学校，老师们会告诉那些孕妇，每天晚上6—9点，数3个小时的胎动，加在一起大于10次，宝宝一般没问题；万一明显胎动异常，立刻到医院检查，无论白天黑夜，无论刮风下雨。

　　"数胎动，是判断宝宝有没有危险最简单、最直接的方法。遇到说自己胎动异常的孕妇，我总是非常重视，一定要求她做个B超。有些孕妇说：医生，我就听听胎心，我不想做B超。我会告诉她：一个10岁的孩子，一个30岁的年轻人，一个80岁的老年人，心跳都是一样的。胎心正常，代表不了什么，只要不是宝宝马上就要不行了，胎心一般都是在正常范围。医生一定不能等到宝宝不行了，才去处理。

　　"B超是没有辐射的，对宝宝没有影响。B超是临床检查中，最能发现宝宝在肚子里有没有问题的手段了。真的被我们高明的B超医生发现了问题，提示胎儿有危险，比如脐带螺旋度高、胎儿脐血流异常、胎盘大血池、胎儿大脑中动脉血流异常、羊水过少等，立马治疗。如果没办法纠正，立刻终止妊娠。

　　"但如果B超仍然没有发现异常，而孕妇还是说宝宝胎动异常，我会让孕妇活动一下，吃点东西，或者吸吸氧。

　　"有时候孕妇的家属会怪孕妇小题大做，我都会非常严厉地指责他们：宝宝是在妈妈的肚子里面，有没有问题，她最清楚。家属看着没事，我们医生也没发现问题，但孕妇就是直觉这宝宝和平时不一样，听谁的？听孕妇的，一定要引起足够的重视。妇产科医生，是不允许出错的，出错了，代价就是一条生命。

"我们剖出过好多个7个月大小的宝宝，主任经常说：宁可摘下一个青苹果，也不能摘下一个烂苹果。宝宝有危险，就让他早点出来，儿科医生有很多方法可以处理。就像鱼缸里养的鱼，里面的水脏了，鱼都奄奄一息了，动都不动了，你不立刻把鱼捞出去，非要等它死吗？鱼死了扔掉就好，宝宝呢？"

娟妹默不作声，许久后沉重地说："唉，如果我的闺密早点知道这些就好了，与其事后痛不欲生，为什么不早点防患于未然呢？这正是个血淋淋的教训。"

森哥说："我们医院还好，来看病的孕妇，基本都是些高素质人才。我的经验，越是不产检，越容易出事，出的还都是大事。深圳市政府的医疗投入，在全国范围内，都是非常棒的。按常规去产检，有些导致胎儿死亡的原因会被早期发现、早期处理。如果产检没发现问题，那千万注意数胎动。胎儿不动了，离死不远了。宁可风声鹤唳，也不能掉以轻心。"

二孩时代，有种病越来越多

　　午饭后，办公室没人，淼哥坐在办公桌前看保罗·柯艾略的《牧羊少年奇幻之旅》。

　　娟妹一阵风似的跑过来坐下："淼哥淼哥，我有个小姐妹，去年生了二胎，今年来月经后，老是滴滴答答不能干净。以前月经5天就干净了，现在要15天。你说她多可怜，带孩子头晕眼花腿抽筋，下面还不停地飙血。一个月有一半时间，她是要用护垫的，想'啪啪啪'得趁干净的那几天。昨天她给我打电话，说自己郁闷死了。你说，她这是怎么回事呢？生完孩子这么久了，难道子宫还没有恢复好吗？"

　　淼哥头也没抬，继续看书："你这个小姐妹，是不是做的剖宫产？"

　　娟妹点点头："她第一胎，宝宝太大，生了两天没生下来，羊水都不好了，最后没办法，做了剖宫产。这一胎本来想试试顺产的，可后面超声说子宫下段太薄，想想还是害怕，最后直接再剖一刀。"

　　焱哥笑着说："二孩时代，有种病越来越多，我没有见到你的小姐妹，但我估计她是剖宫产术后子宫切口憩室。"

　　娟妹睁大了眼睛："憩室？我堂叔做胃肠道钡餐，报告说他的肠道有憩室。这子宫的憩室，是怎么来的呢？"

　　焱哥45度角望着天花板："剖宫产术后子宫切口憩室，是1955年由西班牙学者首次报道的，就是子宫下段有个洞洞。

　　"以前计划生育，很多孕妇干脆一剖了事，结果现在二孩政策放开，很多人再次开荒育林。年龄大了，又是疤痕子宫，很多人直接第二次剖宫产，这种病也越来越多了。

　　"有些剖宫产的妈妈，月经恢复后，经期总是拖很久。量也不多，就是干净不了，卫生纸一擦就有暗褐色的血，不垫护垫就会把裤子弄脏。有的人以为是月子没坐好，子宫还没彻底恢复，等了几年，还是这样，来医院检查。

　　"我们一般让她们做个经阴道超声，现在的超声分辨率高，超声医生的经验也丰富，经常会发现子宫下段有个憩室。憩室，就相当于瓶子凹进去了一块。你想，一个瓶子盛满水，把瓶子倒立，大部分的水能够很顺利地流出去。可凹进去的那一块儿，会有水积在里面，你不使劲儿甩瓶子，那部分水是不容易出来的。

　　"同样的道理，子宫的下段，有个凹进去的洞洞，月经血会积在里面。这里是个死腔，没办法流到肚子里，它只有一个出口，通向宫腔。当正常月经干净后，那里淤积的经血还要慢慢地流出去。要是人的子宫，能像水瓶一样，使劲儿甩一甩，估计能快点儿干净。"

娟妹扑哧一笑："淼哥，你也太搞笑了，把子宫使劲儿甩，那估计屎都一起甩出来了。这种憩室，是剖宫产手术没有做好导致的吗？"

淼哥生气地说："你看，我们手术医生，最烦的就是这种思维，什么事儿都和手术扯在一起。

"第一，为什么要做手术？肯定是因为孕妇和宝宝的情况有危险，我们医生才给做的手术。

"拿你小姐妹的情况来说，第一次剖宫产，是自己孕期营养没控制好，把宝宝养得那么大，生了半天没生下来。羊水不好，说明宝宝在肚子里缺氧有危险了，这个时候不做手术，等着宝宝死吗？疤痕子宫的第二胎，也不是不能尝试顺产，可下段那么薄，万一破了，那就不是憩室的问题，而是大人小孩两条命的问题了。

"第二，大部分人，剖宫产后是不会出现这种情况的，这和产妇自身的愈合能力是有关的。医生的手术都是标准化的，一样的针一样的线，有的孕妇愈合能力就是差一些，哪有医生会希望自己的病人不恢复好呢？

"第三，剖宫产憩室，和剖宫产次数相关，就像汽车轮胎破了，你去补胎。你第一次补胎，那里是个疤，你第二次再在老地方补胎，是不是疤上套疤？补的次数越多，那里越不容易补好。我们经常做第2次、第3次、第4次剖宫产，很多产妇打开肚子，就看到一层薄薄的腹膜盖在子宫下段，直接看到宝宝的头发在羊水里飘着，正常的肌肉组织都没了。你说，这么糟糕的子宫，怎么容易愈合呢？"

"第四，你这个小姐妹，是生到最后生不下来才去剖的。临产以后，子宫下段会被拉得很长，为了取宝宝，要在子宫上切个口子。这个切口位置，如果太高或者太低，因为宫颈和宫体肌肉组织结构、纹理不同，就有可能导致切口愈合不良。当然，子宫切口憩室和缝针的时候针距过疏过密、术后的感染、营养不良也有关系。

"我们产科医生，没人愿意做剖宫产的，都是实在没办法了才去手术。我们的脑海里，第一考虑的是生命，第二考虑的是器官，第三考虑的才是并发症。"

娟妹吐吐舌头："森哥，不好意思，我就想问问，她这种情况怎么解决呢？"

森哥叹了口气说："目前好像没有什么特别有效的办法，我们门诊遇到这种病人，诊断起来比较简单，治疗起来，有点棘手——"

第一，明确诊断，排除其他导致月经淋漓不尽的原因，比如子宫内膜息肉、宫颈病变、黄体萎缩延长导致子宫内膜不规则剥脱等。

第二，根据憩室的结构，我们会建议这种患者在月经期的时候多仰着睡觉。道理很简单，子宫切口憩室都是在前面，仰着睡觉，根据重力的原理，血不容易积在憩室里面。

第三，还有一种说法，认为是子宫下段切口处的疤痕增生，导致那里的内膜不规则剥脱。我们会给患者吃一段时间的短效避孕药，你别说，有一部分患者经期明显缩短，甚至有些小于3mm的憩室会缩小或者消失。

第四，药物治疗不理想的，我们会收住院，做个宫腔镜手术，用电刀把憩室下缘的疤痕组织切掉一部分。原理也很简单，就是把以前的洞口扩大点儿，让积在里面的血更容易流出来，以前小洞口流8天血，现在大洞口流2天血。

第五，最后一招，就是把这个憩室整个切掉，重新再缝一遍。这个憩室，位置比较低，可以从阴道做，也可以腹腔镜做，也可以打开肚子做。我们一般从阴道做，为了瓜子那么大一个洞洞，把肚子再开一刀真不划算。

"说实话，再次手术修补，那就是又一次创伤了，你怎么能保证肯定能长好呢？我倒是寄希望于人体3D打印技术，可不可以打印大小合适的楔子，把那个憩室补上。补牙都可以，补子宫上的这个洞，没准儿能行哟。

　　"这个病，道理简单，伤害不大，就是给妈妈们造成不大不小的烦恼。有些人，一年365天，有一半时间在流血，你说烦不烦？

　　"预防比治疗重要，还是那句老话，顺产好，顺产好，顺产好，重要的话说三遍。"

HPV疫苗，到底怎么打？

　　午饭后，办公室没人，淼哥坐在办公桌前看唐浩明的《曾国藩》，娟妹一阵风似的跑过来坐下："淼哥淼哥，那个预防宫颈癌的HPV疫苗，到底怎么打？很多小姐妹问，把我都弄糊涂啦！"

　　有的人问：为什么美国是建议9—26岁打，香港是建议9—45岁打，到底多少岁打合适？

　　有的人问：现在有三种疫苗，2价、4价、9价，到底哪种好？

　　有的人问：有过性生活的，接种疫苗还有意义吗？感染了HPV病毒的，接种疫苗还有意义吗？

　　有的人问：近期准备怀孕，还能不能接种疫苗，接种后多久能怀孕？

　　有的人问：国外都是主张男女都接种HPV疫苗，为什么国内很少宣传男性接种？

　　有的人问：听说我国2017年初上市的疫苗，在美国已经被淘汰了，为什么淘汰的疫苗要在我们国家上市？

　　森哥头也不抬，继续看书："你说的这些，都存在争论，公说公有理，婆说婆有理。任何一种说法，都会有人抨击，说不清楚。有的是因为科学技术没发展到那一步，有的是因为科普宣传尚未普及，有的是因为商业利益盖过了实际需要。"

　　娟妹诡异一笑："森哥，别卖关子了，你就通俗回答一下上面那些问题，我听听就好了，不会外传。"

　　森哥放下书，45度角望着天花板："宫颈癌，是常见的妇科恶性肿瘤，全球每年新发病例近60万，死亡约30万。中国每年新增病例约13.5万，每年宫颈癌新增病例占全球28%以上，8万人因此死亡。

　　"接种HPV疫苗的年龄，全球主流观点是：能获得HPV疫苗保护的人群年龄是9—45岁，最佳接种年龄是11—12岁。HPV疫苗接种到体内，诱发自身产生强烈的体液免疫反应，产生的抗体滴度通常是自然感染的10—100倍。有明确的研究提示：年龄较小时发生的免疫反应，可以产生更高的抗体滴度。也就是说，同样的疫苗，12岁接种比20岁接种产生的防御效果要好，接种年龄越早越好。产科高龄产妇的诊断，是以35岁为标准；

同样，目前一般建议26岁以前接种。超过这个年龄，也可以接种，只是效果打折扣。只要你有钱、有心，没有接种年龄上限。

"目前已知的HPV有120多种亚型，到底几价的疫苗好呢？

"2价疫苗，主要是预防HPV-16、HPV-18亚型病毒导致的宫颈癌，这两种病毒引起的宫颈癌占宫颈癌病例的70%，中国女性HPV-16亚型和HPV-18亚型的感染率为84.5%。

"4价疫苗，主要是预防HPV-6、HPV-11、HPV-16、HPV-18亚型病毒导致的多种疾病，其中6亚型和11亚型属于低危型，一般诱发生殖器疣，不诱发癌变。

"9价疫苗，主要是预防HPV-6、HPV-11、HPV-16、HPV-18、HPV-31、HPV-33、HPV-45、HPV-52、HPV-58亚型病毒导致的多种疾病，囊括七大高危型（16/18/31/33/45/52/58亚型），据称预防宫颈癌及其他生殖体系癌症（如外阴癌、肛门癌、口腔癌）的概率高达90%。

"只要你开始'啪啪啪'，就有可能被HPV病毒感染。绵延数十年的炮火生涯里，被HPV病毒感染的机会有50%—80%。有过性生活的、生过孩子的、染过HPV病毒的，当然也可以接种HPV疫苗，但HPV疫苗对于没有性生活史的女性效果最好。

"疫苗大致可以分为'灭活疫苗'和'非灭活疫苗'两类。对于孕妇，像狂犬病疫苗、破伤风疫苗这种灭活的可以打；麻疹疫苗、风疹疫苗、流行性腮腺炎疫苗、水痘疫苗、卡介苗这种减活或者活的疫苗不能打。

"HPV疫苗属于灭活疫苗，理论上孕妇可以打。但目前缺乏大样本研究，各国指南均建议孕妇不要接种，如果接种后发现怀孕应停止后续接种，其他剂次在分娩后继续进行。所以接种HPV疫苗前，一般需要查有没有怀孕，不用查有没有感染HPV病毒。

"关于男生接不接种HPV疫苗，从原理一分析就知道，肯定应该接种，也是越年轻越好，最好在发生性生活之前。HPV疫苗对男性生殖器病变（如阴茎癌、生殖器官湿疣）以及肛门癌、头颈癌、咽喉肿块等具有预防作用。此外，男性接种HPV疫苗也会使性伴侣受益。

"至于网上说的，我们国家2017年初上市的2价疫苗，在美国是个马上要被淘汰的疫苗，这句话是事实。

"第一，2015年，美国2价疫苗销售额约为500万美元，市场份额不足4%。2016年上半年，销售额为100万美元，份额已降至2%左右。10月初，美国食药总局把9价疫苗放入了推荐目录，2价疫苗虽然仍被很多国家认可和使用，但应该会被逐渐淘汰。

"第二，HPV疫苗在中国大陆约有超过350亿元规模的市场。中国也有多家公司申请HPV疫苗临床试验，已有企业宣布进入Ⅲ期临床试验。以后肯定不止一种HPV疫苗面市，国外药厂全球一枝独大的景象，将在中国被打破，这是中国人的骄傲。

"第三，我国严格控制HPV疫苗上市，是非常正确的，橘生于淮南则为橘，生于淮北则为枳。有大样本流行病学研究表明：在中国人群中，感染率最高的高危型HPV病毒还包括HPV-52和HPV-58。可以这么理解，在欧美能预防70%宫颈癌的2价疫苗，在中国的效果会打折扣。"

归纳一下，就是：

1. HPV疫苗，越早接种越好。

2. HPV疫苗，价数越多越好。

3. HPV疫苗，男女都需要接种。

4. HPV疫苗，接种年龄没有上限，有无性生活没有关系。

5. HPV疫苗，怀孕时不接种，全程接种完一个月后可以妊娠。

娟妹吐吐舌头："你说的，我大概明白了。以前我觉得我都生过孩子，反正破罐子破摔，不用再接种了。今天听你这么一说，我还是想去香港接种9价HPV疫苗，反正深圳离香港很近。"

森哥笑了："娟妹，不要听风就是雨，在美国，HPV疫苗的接种率也不超过50%呀。大部分HPV病毒在感染后的数月至 2

年内，就会被人体免疫系统清除，现在还没有治疗HPV病毒的特效药物，所以一般HPV病毒感染无须特殊治疗。间隔一年以上，连续两次检测出同一高危型的HPV病毒，被认为是持续性感染的，才容易进展为宫颈癌。

"持续HPV病毒感染衍变为癌前病变，再进展到宫颈癌，这是一个漫长的过程，所以宫颈癌早诊早治很重要。现在的宫颈癌筛查技术已经相当成熟，对于已经有性生活或HPV感染的女性，定期宫颈癌筛查比接种HPV疫苗更重要。宫颈癌发病率的下降，更大的功劳来源于早诊早治，宫颈癌的筛查应开始于21岁。

"某种意义上讲，2价疫苗，相当于拖拉机；4价疫苗，相当于轿车；9价疫苗，相当于跑车。我们国家现在连一辆合格的机动车都还没有，肯定要从拖拉机开始造起。放心，以中国人的聪明才智，飞机也会有的，火箭也会有的。没准儿以后全世界跑的，都是中国货。没有中国货之前，想要过过车瘾，就只能买外国货啦。有钱，就直接上阿斯顿·马丁。"

生孩子，为什么要塞纱布？

　　午饭后，办公室没人，淼哥坐在办公桌前看苏童的《我的帝王生涯》。娟妹一阵风似的冲过来坐下："淼哥淼哥，你终于休假回来了。知道吗？最近这段时间，为了一块纱布，医疗界炸开了锅。"

　　淼哥放下书，好奇地问："纱布咋的啦？做手术遗留在病人肚子里了？"

　　娟妹满脸不高兴："看，连你都直接问是不是纱布落在病人的肚子里了，那些吃瓜群众，更加会误会了。这事儿，1. 是产科医生干的；2. 纱布不在肚子里，是在子宫里；3. 纱布是被缝在子宫里了，取不出来，所以留下了2cm长的一截；4. 医生们说要取，产妇家属不同意，非要索赔30万。"

　　淼哥笑了："得，你不用说了，这事儿我一听就明白是怎么一出戏了。过程很普通，处理很简单，在我们妇产科医生眼里看来，就是小事一桩。至于别人会出什么幺蛾子，真是需要挑战良心的底线。"

　　燊哥用手机在网上搜索一番："我的天呐，这么热闹，各种说法都有，还整出了个'纱布门'。别的医务人员我不敢说，妇产科医生，只要在临床干过，都知道这事儿没什么大不了的。那个潍坊妇幼保健院的声明写得很清楚呀！事情的发生、处理、后续……交代得一清二楚。"

　　1. 8月27日，该院收治一名怀孕39周孕妇：徐某，35岁，属于高危孕妇，疤痕子宫，前置胎盘。

　　2. 手术前做了充分的术前讨论、配血等相关准备。

　　3. 8月28日，手术中见子宫下段菲薄，可见宫腔内羊水流动及胎儿毛发。胎盘剥离时发现胎盘植入，出血迅猛，立即给予输血、补液、促宫缩等紧急处理。

　　4. 手术医生力求保全子宫，予双侧子宫动脉上行支结扎，并在宫腔内填塞纱布条止血，缝合子宫后，切口下缘仍有出血，给予缝扎止血。

　　5. 8月29日，取纱布条过程中，发现部分纱布条取出困难，即贴近缝扎处剪断纱布条，余留纱布条2cm左右。

　　6. 向患者及家属说明情况，告知可观察半月左右待可吸收线吸收后纱布条自行脱出，如不能脱出时可在超声引导或宫腔镜下取出，患者及家属表示理解并签字。

　　7. 9月5日，患者大姑姐出现，要求赔偿30万，否则不取纱布。

　　8. 医患双方多次交涉，院方承认，对缝针挂上纱布条负有相应责任，医院愿意出面请外院专家为患者处理。先治病，同时按照司法途径处理其他事宜；患者及家属拒绝。

"这事儿要我说，人家医院的处理，流程标准，技术到位。

"第一，疤痕子宫、前置胎盘、胎盘植入的孕产妇，就是个烫手的山芋，去哪家医院哪家医院倒霉。为什么？处理好了，孕产妇及家属不会感恩，以为就是普普通通地生孩子；没处理好，要么大出血抢救花一大堆钱，要么把子宫切了保全性命，即使因为这种情况最后孕产妇死了，也是屡见不鲜。

"第二，剖宫产过程中，医生发现产妇的子宫下段特别薄，能看到羊水流动及胎儿毛发，胎儿娩出后，又发现胎盘是植入在子宫壁的。可以说，最凶险的产科情况，都被这个产妇遇上了，只能用'倒霉'二字来解释。

"怀孕前的子宫，只有女生拳头那么大。从怀孕到生，子宫容积要增大1000倍。为了供应宝宝的营养，子宫周围的血管变得异常粗壮。类比一下：怀孕前，子宫周围是个小水池；怀孕后，子宫周围是个三峡大坝。

"宝宝一出来，子宫必须要立刻收缩，否则胎盘附着部位会像高压水枪似的喷血，这个时候，就是靠子宫的弹性了。弹性好，血管立刻关闭；弹性差，那可是一碗一碗的血往外涌。这位孕妇，子宫下段这么薄，你让它自身如何收缩止血？

"她还胎盘植入，这就是雪上加霜。想象一下，三峡大坝上长着一个参天大树，树根又深又广地扎在坝体。现在洪水滔天，还必须把大坝上的这棵树连根拔起，这是什么概念？这就是找死的节奏！

"第三，人家医院把子宫动脉结扎，又在子宫腔内填塞纱布条，相当于什么？三峡大坝这棵树拔了，坝体开始喷水，眼看就要决堤，下游不保。工程师一方面把上游各大干流拦住，减少水库的入水；另一方面用沙袋把坝体牢牢压住，不让洪水流到下游。

"子宫下段太薄，不收缩，血不停地喷，这时候局部压迫是很关键的。长纱布条的压迫止血在临床上经常用，不但妇产科用，外科也经常用。这种纱布的压迫止血，立竿见影。压迫子宫腔的纱布，一般都是很长很大的，你想想，那么大的宝宝待过的地方，把它压紧压实，能是一块小纱布吗？

"第四，宫腔压纱布，是从宝宝出来的切口填进去的，这个切口要缝上。我们手术医生一般会把自己的手指垫在子宫壁下面，宁可把自己的手指头扎了，也要避免把纱布缝上了。医院说了，缝完子宫切口，发现下缘还有渗血，又缝了一针，应该就是这一针，把纱布条钩上了。子宫里面的纱布，必须牢牢顶住子宫壁，这样才能起到压迫止血的效果。这种情况，在薄如蝉翼的子宫下段盲钩一针，没缝上纱布条才叫神奇呢。你把腿上的裤子绷得紧紧的，再去裤子外面缝一针，没缝到肉，我送你一个大写的'服'字！

"第五，手术第二天要取纱布，因为它已经成功完成任务了。一般过了24小时，患者还没有大出血，再出血的可能性就比较小，因为血管闭合、血栓形成。纱布不取出来，会影响子宫收缩，还可能导致感染。取的过程中发现纱布条有个地方被钩住了，很好办，不要硬取，把大部分的纱布剪下来就好。

"第六，留下来的纱布怎么办？没有感染的情况下，等着钩它的线自动降解。现在我们缝子宫的线，都是可吸收线，一般1—2周就降解吸收了。你想想，当时线还在，生拉硬拽会让子宫再次出血。把钩上的那一段纱布留下，等线吸收了再取，真是不费吹灰之力。

"第七，那个大姑姐，可真是没起到好作用。产妇是她的摇钱树，不赔钱不让取纱布。我的天呐，人家医院不但救了她妯娌一条命，还把子宫保下来了，他们家属不去写表扬信，反倒要讹诈人家医院。这么重要的纱布，这么简单的道理，她们竟然开口索赔30万，这真是滑天下之大稽了。

"那么大的医院，又不可能凭空消失，任何操作都要患者和家属签字，任何取下来的标本都要送检，医院怎么可能赖账呢？不赔钱就不让取纱布，产妇是可怜的筹码，医生着急给她治病，家属一心靠她讹钱。想想真搞笑，就像有人要跳楼，警察同志在那里苦口婆心地劝，家属在旁边说：不要下来，不给30万，你死给他们看。"

娟妹扑哧笑了："淼哥，你说得真搞笑，事情也被你讲清楚了。对了，问你一个很严肃的问题：这件事，对你有影响吗？你会不会以后在处理类似情况的时候，把产妇的子宫一切了之？"

　　淼哥45度角望着天花板："医者父母心，人在做天在看。我们医务人员不可能因为这么点小事，就去怀疑自己的信仰的。我的内心很强大，如果遭遇类似情况，我肯定同样地处理：第一是保全患者生命，第二是保全患者器官，第三是减少患者开支。

　　"做医生，切莫时时处处防着患者，做人做事要对得起当初宣读过的《希波克拉底誓言》。要相信，'纱布门'这家人，肯定是极少数的，讲道理、懂感恩的人还是绝大多数。你对病人好，病人会有感觉的！"

宝宝怀在子宫里，为什么不能要？

　　午饭后，办公室没人，森哥坐在办公桌前看玛格丽特·杜拉斯的《情人》。娟妹一阵风似的冲进来坐下："森哥森哥，不是说剖宫产瘢痕部位妊娠是个罕见病吗？现在这种病的发生率，也太高了吧！你看我们病房里，常年保持四五个这种病例，快赶上宫外孕了。"

　　森哥头也没抬，继续看书："这话有点夸张了啊，我经常给外地的同行说：深圳的宫外孕，比阑尾炎还多，算是地方特色病。我们医院一个星期遇到的宫外孕，外地同等医院可能一个月都遇不到。剖宫产瘢痕部位妊娠，肯定比宫外孕少吧。"

　　娟妹嘟囔："你这不是和我抬杠吗？我就是夸张一下。你说，宫外孕和剖宫产瘢痕部位妊娠，在深圳怎么这么多呢？"

　　森哥放下书，笑着说："深圳是个年轻的城市，平均年龄位于生育年龄下限。大家白天辛苦赚钱，晚上拼命造人，这就是一个充斥着荷尔蒙的伊甸园。

　　"深圳地处亚热带海洋性气候带，天气湿热，如果男生包皮过长、女生内裤过紧，都容易滋生细菌、霉菌；很多女生都是公司OL，上班一坐坐一天，常年穿'恨天高'的高跟鞋，缺乏运动，酣吃酣睡，盆腔容易充血；最重要的，还是和过早、过频、过滥性生活有关系。很多女生不爱惜自己，把流产当成儿戏，又不愿意去正规大医院，找个街头诊所搞定。做完流产又不知道休息，隔两天又开始胡来。

"你说，身体自愈能力，也是有个极限的吧。这么折腾，盆腔炎难免，输卵管运输受精卵困难，宫外孕当然就多啦！

"深圳每年有20多万新生儿诞生，这其中相当一部分是剖宫产，每年剖宫产的妈妈们累计起来，就成了一个庞大的疤痕子宫群体。去公共泳池看看，穿连体泳衣的好多都是肚子上有条疤。那么粗的大腿都肯露，要是肚子上没有疤，肯定会穿个三点式啦，谁不想看看男生上面流鼻血、下面举旗帜的窘态呢？

"现在放开二孩了，很多妈妈们心动转化成行动，生头一胎时立下的山盟海誓，在母爱的泛滥下被抛到九霄云外。知道每次生宝宝的时候，妈妈们最喜欢立的两个誓言是什么？第一，打死我，我也不再生了；第二，反正就生这一个，我要剖宫产。

"每当这个时候，我都笑眯眯地说：第一，放心，生完这次，用不到半年，所有的疼痛都会被你忘记。看到粉嘟嘟的宝宝，你会发自肺腑地想再生一个；第二，慎重，你有选择分娩方式的权利，但请千万对你自己负责。剖宫产，医生就是一刀，可身上的疤，会伴随你一辈子。剖宫产瘢痕部位妊娠，是1978年由Larsen及Solomon首次报道并提出概念的，它属于一种特殊部位的异位妊娠，虽然也是在宫腔，可这个宝宝不能要。

"很多剖宫产瘢痕部位妊娠的孕妈，是非常想要这个宝宝的，门诊遇到这种病例，她们往往不能接受："什么？医生你有没有搞错！这宝宝明明怀在宫腔里，还有心跳，为什么要收我住院，还要把宝宝处理掉？'

"我经常是这么给她们解释：上次生宝宝，不管你是为什么要做剖宫产，毕竟你的子宫上有了一道疤痕。对，除了你的肚皮上有一条疤，你的子宫上也有一条疤，医生就是从这里把宝宝拿出来的。再好的能工巧匠，也不可能把一个破损的花瓶修到天衣无缝；再好的医生，也没有办法把子宫缝到完美如初。种种原因，会让一部分孕妈剖宫产术后子宫切口愈合不良，瘢痕宽大，或者炎症等原因导致瘢痕部位有微小的裂孔。

"不用恐慌，这种瘢痕，不是导致剖宫产瘢痕部位妊娠的根本原因。说到底，还是受精卵在不合适的时间，遇到了不合适的地方。正常情况下，精子和卵子在输卵管里结合，然后游走到宫腔，有个非常短的时间窗，让受精卵在宫腔里种植下去，生根发芽。

"可以这么联想，有一个气球，受精卵从气球的底部两侧进去，本来是要在宽大的体部生长，结果，受精卵错过了一个时间窗。受精卵跑得太快或者发育得太迟缓，按照正常的剧情，它会从气球口部流出去，让孕妈们以为月经推迟了几天，实际上是很常见的早孕流产。受精卵往外流的过程中，忽然在接近气球口的地方，遇到一个坎儿，或者一个洞儿。得，被挡在这里，于是乎，生根发芽……

"这个宝宝为什么不能要呢？你吹气球，气球能吹很大，那是气球的体部很有弹性。如果这个气球上有个补过的洞，那吹气球的时候是不是要小心点儿？最有可能爆掉的，就是在这个补过的地方，这就是疤痕子宫的危险性。现在，你把气球捏住，就把补过的地方松开，你再吹气，不用几口，气球就爆掉了。

"剖宫产瘢痕部位，肌层薄，弹性很差。受精卵着床在这里，就像松树扎根在悬崖，松树营养不良，悬崖也支离破碎。极少数松树，可以缓慢生长，可到了一定的时候，重力的作用就会让它自己从悬崖上坠落，连带悬崖上的岩石也会剥落。

"同样，剖宫产瘢痕部位妊娠，极少数可能会凸向宫腔生长，但子宫越撑越大，胎盘越扎越深。早期处理掉，一般出血不多，伤害不大；你心存侥幸，让它自由生长，要么子宫破裂大出血，要么胎盘植入大出血。留得青山在，不怕没柴烧，何必非要去冒险呢？"

娟妹满脸崇拜地看着森哥："森哥，你的讲解太棒了，举了气球、松树、悬崖的例子。我就算没学过医，你这么一科普，我都对剖宫产瘢痕部位妊娠有了直观的认识。这种病，做个普通的人流可以吗？"

森哥说："很多时候，宝宝离外面就一二毫米，也就是几层纸的厚度。这种清宫，就像在豆腐上切肉，医生的手法稍微重那么一点儿，子宫可能就破了。所以，一般的医院都不愿意收治这种病人，遇到了就直接转诊到我们这种大医院。我们有介入呀，腹腔镜呀，阴式或者开腹手术修补呀。就是抢救时的血源，我们也会多一点儿。

"总之，以前做过剖宫产的妈妈们再怀二孩，一定要尽早做B超。越早发现剖宫产瘢痕部位妊娠，越容易处理，把危险扼杀在萌芽状态。有些孕妈，听信一些伪科学，就是不愿意做早孕B超，等到阴道出血了才发现是这么回事儿，可惜已经错过了最佳治疗时机。

"最可怕的是傻大姐遇到莽屠夫。剖宫产瘢痕部位妊娠主要靠B超医生来诊断，有的小诊所没办法分辨这种病和宫颈妊娠、难免流产、不全流产，直接让妇产科医生清宫。悲催的妇产科医生上阵，以为就是个普通人流。刚清几下，发现宫颈口血流如泉涌，一发不可收拾。眼看着病人渐渐意识恍惚，那一刻，我估计那个医生死的心都有了吧！"

剖宫产，不是剖西瓜！

午饭后，办公室没人，焱哥坐在那里看《解忧杂货店》。芳妹兴冲冲地跑过来："焱哥焱哥，还记得阿芬吗？去年8月份在我们医院剖宫产的，出院的时候送我们蛋糕吃，人可好啦。我的天呐，还不到一年，她又来住院剖宫产了。小母牛坐蒸笼——真牛!"

焱哥继续看着书，头也没抬："主任早就给我们交代了，说今天会收她住院。现在剖宫产的病人，都告诉她们避孕至少一年以上，这个阿芬，真是个傻大胆。去年剖宫产后两个月，想着还在喂奶，月经又没来，和她老公做爱能省就省一点吧，不买避孕套，裹两个食品袋也好呀。结果，今年2月份觉得肚子里有东西一动一动的，感觉不对劲。来医院一检查，得，怀孕4个多月了。预约主任的门诊，主任请超声科主任仔细测了一下子宫下段的厚度和愈合情况，又和阿芬沟通了很久，阿芬决定把孩子生下来。从此以后一直预约产科高危门诊，医生加强监护，阿芬控制体重，现在快39周了，收进来准备再做剖宫产。

这么奇葩的孕妇，怎么可能离开我们的监测呢？别看她现在没事，我们可是天天提心吊胆。"

芳妹问："剖宫产到底间隔多久可以再怀孕呢？以前说间隔2年，现在说间隔1年，可有个香港演员，'五年抱四'，2011年到现在，都已经剖宫产生了三女一子了，不也没事吗？"

森哥合上书，严肃地说："特例是不能推广的，不要把一个人的情况当成普遍现象。剖宫产术后再次怀孕间隔的时间，不能一概而论，要看前一次手术实施情况、有无术后感染、术后恢复等。剖宫产后子宫壁刀口完全愈合需要一定时间，过早怀孕，随着胎儿的发育子宫不断增大，宫壁变薄，手术切口处的结缔组织缺乏弹力，新鲜的瘢痕在妊娠末期或分娩过程中容易破裂，导致大出血。一旦出现这种情况，就算及时送到医院，大人失血性休克，子宫难保，小孩基本是活不了的。

"你说的那个演员，玩的是心跳，靠的是烧钱。你以为她就轻轻松松的吗？没有一个强大的医疗团队在后面支撑，她老公敢？她肯？5年剖4次，必须有妇产科医生全程监护，每一次手术都力求完美。分娩后要监测卵巢，必要时药物促进排卵，指导同房时间，哺乳期怀孕，毕竟不是常事；怀孕后需要超声监测孕囊着床部位，警惕宫外孕或者子宫下段切口妊娠；整个孕期都要勤做B超，随时了解子宫下段疤痕的厚度。一有不对劲儿，能有妇产科医生第一时间剖宫取胎，保大人的命。

"再者，为了她身体经得起这么折腾，还要有一个营养师团队指导饮食、控制体重，这些都要钱呀！不说别的，香港私人医院做一次超声8000块，她每一次妊娠期间花在超声上的钱估计都10万上下。有钱，你当然可以冒险，关键时刻拿钱保命；没钱，出了事就是一尸两命。这是拿生命在开玩笑，玩得起的人不多。"

芳妹吐吐舌头："横的怕愣的，愣的怕不要命的，遇到阿芬这种人，真是让我们医务人员头疼。对了，好多人都做过好多次剖宫产，那个维多利亚，也做过4次剖宫产；那个徐子淇，也做过4次剖宫产。你说女人的子宫到底能剖几次呢？"

淼哥笑着说："你也知道，我们医院是深圳市4家急危重症孕产妇转诊医院之一，那些稀奇古怪的、不该怀孕的病人，其他医院不敢收，都集中到我们这4家医院来了。见得多，也就不足为奇。4次剖宫产的，在我们医院经常见到。

"我们中华儿女的胆大妄为，是有历史渊源的。司马迁所写的《史记·楚世家》中，明确记载：'吴回生陆终，陆终生子六人，坼剖而产焉。'翻译成现代的文字就是：吴回生了儿子陆终，陆终的老婆生了6个儿子，个个都是剖宫产，也就是'坼剖而产'。这段记载发生在公元前2400年，远远早于西方各国。怎么样，厉害吧？！

"剖几次不是关键，肚子上面那条疤长得好不好也不是关键。我们有时候遇到第二次剖宫产的病人，肚子里粘得一塌糊涂，肠子、大网膜、膀胱和子宫下段粘得牢牢的，有时还要请胃肠外科或者泌尿外科的医师上台帮忙分粘连。我们也有做第4

次剖宫产的，肚子里光滑如新，做起来一点儿都不费劲。"

芳妹问："喔，那怎样才能减少剖宫产术后粘连呢？"

淼哥说："剖宫产术后粘连，与剖宫产次数、剖宫产术式、子宫切口位置、术后有无感染、产妇年龄、医生的手术技巧、病人个体体质等都有关系。剖宫产次数越多，粘连可能越广泛、越致密。报道的粘连发生率，在二次剖宫产女性中约占12%—46%，在第三次剖宫产女性中约占26%—75%。

"第一就是减少剖宫产次数。孕期加强体重管理，促进自然分娩，尽量杜绝非医疗指征的剖宫产。

"第二就是考验医师水平。同样的剖宫产，有的医生做起来就是速度快出血少，细致良好的止血技术，轻柔适度的处理组织，充分全面的冲洗切口，优质有效的防粘连药物，这些不是每个医生都能做好的。有的医生做了一辈子剖宫产，还是不行，缺乏悟性。

"第三就是患者自己的拯救措施。术后尽早活动，哪怕是在床上翻翻身都好。流水不腐，户枢不蠹，越早活动越少粘连。术后可以嚼嚼无糖口香糖，促进排气，排了气后吃些蒸水蛋蒸海鱼，这些都是优质蛋白，对伤口的愈合是有好处的，并且物美价廉。

"当然，年龄大的人，疤痕体质的人，以前做过腹腔手术的人，营养不良或者慢性贫血的人，妊娠合并糖尿病且血糖控制不良的人，慢性盆腔炎或子宫内膜异位症的人，粘连都会比别人重。"

芳妹很好奇："淼哥，是不是第一胎剖宫产了，第二胎必须剖呀？"

淼哥说："那倒也不是，如果前一次是子宫下段横切口剖宫产，产后无感染，B超显示子宫下段连续，厚度大于4mm，胎位正确、胎儿体重适中、没有胎盘前置等情况，可以在医生的严密观察下经阴道分娩。

以下情况，仍需选择剖宫产：

1. 第一次剖宫产的指征依然存在，如骨盆狭窄、头盆不称、胎位不正、软产道畸形或狭窄，以及有心脏病等内外科并发症。

2. 出现严重的产科并发症，如胎儿宫内窘迫、胎盘早剥等。

3. 再次怀孕期间存在胎儿宫内缺氧、多胎妊娠、宫内感染、胎儿过大等。

4. 子宫切口愈合不良，如切口厚薄不匀、疤痕过薄、有切口破裂征象，或上一次手术为子宫纵切口、⊥形切口或子宫切口有严重裂伤，进行过修补手术等。

5. 再次阴道分娩试产过程中如果产程进展不顺利，或出现胎儿缺氧，有子宫切口可疑（或已经）硬裂的情况，需紧急进行剖宫产手术。

"不过目前来说，我个人还是倾向于充分告知患者试产风险。现在医疗环境不好，没出事倒也罢了，万一出事就是大人小孩两条命。告知相关风险，愿意试产，我们医生全力以赴；要求手术，我们力求完美。剖宫产，不是剖西瓜，西瓜切坏了还可以榨汁，剖宫产做坏了，那可麻烦大了。"

阴道炎，到底该怎么治？

　　午饭后，办公室没人，淼哥坐在办公桌旁看圆太极的《鲁班的诅咒》。娟妹急匆匆地走过来坐下："淼哥淼哥，我都气死了。我在一个群里，都是些妈妈们，平时聊聊育儿经挺好的。最近来了一个人，把群里的妈妈们都加了好友，然后就在群里开始推销一种东西，说塞到阴道里的，可神奇可神奇啦。有八大功效：消炎杀菌、修复损伤、味消毒除、补充营养、润滑缩阴、驻颜抗衰、美容香体、日常护理。她说用的人好评如潮，连妇产科医生都推荐，有图有真相，各种收款信息和使用心得频频截图上传。我是个直性子，一看就知道是骗人的嘛，直接在群里说她是骗子。结果，她把我拉黑了，还在群里挑动其他妈妈们攻击我。你说，明明没用的东西，为什么那么多人买呢？"

　　淼哥笑了，继续看书："这事儿，你是好心，可说出来两头不是人呀，卖的人觉得财路被你堵着了，买的人觉得智商被你侮辱了。童言无忌，小孩子才会说皇帝没穿新衣，你是小孩子吗？"

娟妹嘟囔着："淼哥，我是来寻求心理安慰的，你还取笑我。不开心！我们还能在一起愉快地玩耍吗？"

淼哥看到漂亮的娟妹生气了，连忙说："这事儿，你是在做好人好事，但是说话的方式不对，要有策略。首先，对你的亲朋好友要这么说：人类在自然面前是渺小的，任何一种干预，最后带来的是自身的毁灭。

"阴道，就像一片大海，是有自净功能的。大海里，有海藻，有小虾，有螃蟹，有金枪鱼，有鲸鱼……大鱼吃小鱼、小鱼吃虾米、虾米吃大鱼的腐尸，这是一条完整的生物链，任何一种生物的异常增长，都会带来整个物种的破坏。

"同样的道理，阴道，是一个复杂的微生态体系，正常女性取阴道分泌物培养，能查出50多种微生物。常见的有：乳杆菌、肠球菌、表皮葡萄球菌、链球菌、棒状杆菌、大肠杆菌、韦荣球菌、消化链球菌等，还有病毒、支原体和假丝酵母菌等，它们之间相互制约、相互作用。

"要么，这种塞进去的东西特别有效，能够杀死一切微生物，那么估计阴道也烂掉了；要么，这种塞进去的东西对一部分微生物有效，那么其他微生物会疯长的；要么，这种塞进去的东西没有用，没用你往洞洞里塞东西干什么？

"其次，对那个卖东西的微商说：你们分销的套路，我懂。无利不起早，赚点钱也不容易。一个成本2块钱的东西，一级分销商拿货10块钱，卖30块钱，一次拿1万份；二级分销商拿货30块钱，卖80块钱，一次拿1000份；三级分销商拿货80块钱，卖180块钱，一次拿100份……一般都是这个套路，如果低于这个利润，你要和你的上级分销商好好谈谈，她赚了你该赚的钱。

"她们鼓吹的神物，要么是三无产品，要么是'消'字号，其实和洗手液是差不多的东西。消毒产品不是药品，没有治疗疾病的作用。根据有关法律法规规定，消毒产品标签、说明书不得有虚假夸大、明示或暗示对疾病治疗作用和效果的内容。消毒产品的作用主要是清除、杀灭外环境中的病原微生物和其他有害微生物，使其达到无害化。消毒产品的标签（含说明书）和宣传内容，禁止标注无检验依据的抗（抑）菌作用；禁止标注用于人体足部、眼睛、指甲、腋部、头皮、头发、鼻黏膜、肛肠等特定部位；不得任意添加抗生素、激素等违禁物质等。

"目前，市场上有些非消毒产品擅自标识'消'字号，以消毒产品名义宣传疗效，冒充药品，欺骗和误导消费者。卫生部、国家食品药品监管局有个《关于进一步开展整治非药品冒充药品专项行动的通知》，是专门打击这类商品的，可以说，罚得很重，能罚到她倾家荡产。

"如果她敢耍无赖，你就把她的商品推荐和出货信息截图，发到有关部门的微信、微博上，或者打电话12331投诉。做微商是要收款的，能收款的微信号是要绑定银行卡号和手机号的，基本算是实名制，你去投诉她，她没得跑。"

娟妹终于笑了："淼哥，还是你有办法，我就知道和她们吵架，一点策略都没有，法律是我们的保护神呀。我干吗和她们费口舌，哪天宝宝我不高兴，几张截图发到消费者协会，或者买几盒后做个职业打假人，我看她们还那么嚣张。对了，淼哥，那个妈妈群，有些人还是有阴道方面的问题呀，那到底该怎么做呢？"

淼哥放下书，边揉肩膀边说："阴道炎，是女性的常见病、多发病，好治但容易复发，以预防为主。女生，平时注意保持下体干燥，多穿疏松透气的内裤，不要乱用洗液或者栓剂。性伴侣如果包皮过长，一定要带套套，或者让他洗得香喷喷后再'啪啪啪'。爱美，非要穿蕾丝花边的紧身小内裤，或者密不透气的包臀牛仔裤，是要付出代价的。出现了白带异味、外阴瘙痒，最好去正规的医院就诊。西医医生，会查个白带常规，针对不同种类的阴道炎，用药不同。简单来说，好臭好臭的是细菌性阴道病，好痒好痒的是霉菌性阴道病。

"古代的女生也会有这方面的困扰呀，没办法查白带，没有西药，她们怎么办呢？幸好我们有中医。中医里，白带异常一般考虑为湿热下注，《傅青主女科》里就有提到：黄檗、山药、车前子、芡实、白果。治下焦湿热，白浊带下。喜欢西医的，白带检查，阴道塞药；喜欢中医的，辨证施治，全身调理。阴道冲洗，更不健康，没事儿，不要洗你妹！"

ABO溶血和茵栀黄，就是自己吓自己！

　　午饭后，办公室没人，淼哥坐在那里看《少年维特之烦恼》。娟妹心急火燎地跑过来："淼哥淼哥，我堂妹怀孕29周了。半个月前，她在老家医院产科产检，查了个ABO溶血，结果抗A抗体1∶512。那里的医生给她开了茵栀黄口服液回家喝，让她2周后复查。她现在天天喝中药，今天她看到一则消息，国家食药总局在官网上发布公告，修改茵栀黄注射液说明书，在禁忌项下标注'新生儿、婴幼儿、孕妇禁用'。她现在吓得不行了，国家药监局都说了孕妇禁用，她喝了这么久，怕小孩会出问题。"

　　淼哥继续看书，说："你堂妹呀，听风就是雨。人家药监局改的是茵栀黄注射液说明书，关口服液什么事？中药注射液，因为里面的成分比较复杂，并且提纯工艺存在问题，使用者容易出现过敏反应。新生儿、婴幼儿没有接受很多过敏源，较成人容易发生过敏，孕妇主要是怕发生过敏性休克后，出现子宫供血不足，肚子里的宝宝会死掉。

"一般来说，能不吃药不吃药，能吃药不肌注，能肌注不输液，输液最好成分也是单一而明确的。我是挺排斥中药注射液，中药注射液，过敏反应发生率明显高于西药。想想挺可怕，那一锅黑乎乎的药汤，提纯后灌到血管里，还能让人愉快地玩耍吗？"

娟妹松了一口气，笑着说："你这么一说，我就明白了，她就是喝茵栀黄口服液，没有输液。淼哥，你说茵栀黄口服液，是什么东西？"

淼哥揉揉眼睛说："茵陈蒿汤，来源于《金匮要略》，古代是用来治疗成人阳黄症的。茵陈蒿汤主要是三味药：茵陈蒿、栀子和大黄。中药西制成茵栀黄口服液的时候，在原来的配方里，增加了一味寒凉药金银花。这个药目前被用来治疗新生儿高胆红素血症和急、慢性肝炎，是一种标准化常规治疗手段。"

娟妹好奇地问："治疗新生儿高胆红素血症和急、慢性肝炎？我表妹自己没有肝炎，就查了一个ABO溶血，抗A提示1：512，这就说明她肚子里的宝宝患高胆红素血症了吗，为什么要她喝中药？"

淼哥合上书，笑着说："娟妹，你太可爱了，说话一针见血。

"以前的观点，ABO溶血是一种值得重视的疾病，它是由母婴血型不合导致，常发生在母亲血型为O型，父亲血型为A型、B型或AB型。

"如果O型血的妈妈怀了A型血的胎儿，由于妈妈体内没有A抗原，当A型胎儿红细胞进入妈妈体内时，妈妈体内会产生抗A抗体。抗A抗体进入宝宝体内，就会引起宝宝的红细胞破坏而溶血。有些宝宝会发生贫血、水肿、腹水甚至胸腔积液的症状，严重的会胎死宫内。就算没死，分娩的时候，也要做好新生儿的抢救准备：胎儿娩出立即断脐，减少抗体进入宝宝体内；要保留脐带，以备严重溶血病患儿换血用；出生后要严密观察新生儿黄疸出现时间，一般第2—3天，严重者24小时内就出现黄疸。同时要注意黄疸加深速度，如胆红素浓度过高，不及时处理可引起胆红素脑病，以后影响智力。

"以前认为，ABO溶血，要早发现、早治疗。第一次检查在妊娠16周，第二次检查在妊娠28—30周，此后每2—4周复查1次。如果是1∶64则不用处理；在1∶128时，胎儿可能发生溶血病，一般用茵栀黄口服液治疗，认为对预防早产、流产、溶血有一定的疗效。如果抗体效价继续升高，可以在孕30—32周时做些综合治疗，包括吸氧、静脉注射葡萄糖和维生素C等。但是持续在1∶512以上时，提示病情严重，应做羊水检查或结合过去不良分娩史，考虑需不需要提前终止妊娠。

"怎么样，是不是挺有道理、挺吓人的？其实都是瞎扯。孕妇血清中检测到的抗A或抗B，并不能真实反映是否有母儿血型不合；并且临床上因ABO血型不合，出现宝宝宫内溶血的情况非常罕见，这与胎儿红细胞上的A、B抗体原位点少，且抗原性弱等有关。

我们现在早就不在孕期监测ABO溶血了：

第一，查出高的指标，很可能根本没问题，白白增加孕妇的心理负担。

第二，查出高的指标，也没有什么好的处理手段，靠茵栀黄口服液或者静脉注射葡萄糖和维生素C也没啥显著效果。

第三，即使新生儿出现ABO血型不合溶血导致的黄疸，只要及时发现，对症处理，一般都没啥大事。

娟妹好奇地问："我表妹的孩子生出来，如果黄疸了，可以喝茵栀黄口服液吗？"

森哥说："古人云：'十个宝宝八个黄'，我国每年出生的新生儿有1700万，新生儿黄疸的发生率达60%—80%。黄疸是新生儿时期非常常见的一种疾病，少数患儿可出现严重高胆红素血症，导致胆红素脑病，造成神经损害和功能残疾。早期发现，早期治疗，一般不会有什么大的问题。就怕家长讳疾忌医，不肯在儿科积极治疗。"

070

儿科常用治疗黄疸的方法有：

1. 蓝光疗法：新生儿裸体，眼睛和睾丸用黑布遮盖，用蓝光照射，这种方法有效且副作用小，临床广泛应用。

2. 药物治疗：依据不同的病因可选用苯巴比妥、茵栀黄口服液、白蛋白、丙种球蛋白、肠道益生菌等。

3. 换血疗法：换血是治疗高胆红素血症最迅速的方法，主要用于重症母婴血型不合的溶血病。

"大家以讹传讹，认为药监局说了茵栀黄注射液禁忌项下标注'新生儿、婴幼儿、孕妇禁用'，就再也不敢用茵栀黄了，这是个误区。

"2010年，由中华医学会新生儿学组组织，在全国有影响力的16家大型三甲医院，开展了茵栀黄口服液大样本、多中心、随机对照研究。研究验证：第一，通过早期服用茵栀黄口服液可以降低患儿光疗率；第二，达到光疗指征的茵栀黄口服液联合光疗退黄效果优于单纯光疗，退黄更快，减少光疗时间；第三，不增加不良反应的发生，口服液不增加宝宝的肠胃负担。

"凡事要知其然，还要知其所以然。如果不懂，就听医生的，他比你专业。"

受精卵在身体内的奇妙旅行！

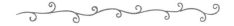

　　午饭后，办公室没人，森哥坐在那里看乔治·奥威尔的《动物庄园》。娟妹走过来坐下，焦急地说："森哥森哥，我儿子的班主任，知道我是医务人员，请我去讲性教育。你说，我该怎么办？"

　　森哥继续看书："我的故事会里，那么多生理卫生知识，随便看几篇，糊弄小朋友肯定是够的。"

　　娟妹一脸坏笑："森哥，你的故事会，讲得的确有分寸。我们年轻人看看挺好的，忍俊不禁的同时，又得到了科普。可对于小学生，还是有点过了。能不能演示一下，你现在站在小学教室里，给小朋友们讲讲，受精卵是怎么样到妈妈肚子里的？"

　　森哥揉揉肩膀："给小学生科普，买点去污粉把我以前的故事会洗洗就好啦。科普，一定要通俗，否则讲了大家也听不懂。受精卵在身体内的奇妙旅行，你可以这么给小朋友讲解：

　　"男生和女生，长到爸爸妈妈那么大的时候，政府会发一个证，他们就可以在一起羞羞啦。情到浓时，男生射精2—6毫升，每毫升有6000万到1.5亿精子。女生一次月经周期内，会排出一个卵子。这1.2亿到3亿个精子，就是为了一头扎进这个宝贝蛋蛋。就像一个蝌蚪，游到一个鸡蛋饼里，别问我为什么，他们就是这么无聊。

"知道大马哈鱼洄游吗？从大洋到江河，日夜兼程，不辞劳苦，冲过重重阻挠，越过层层障碍，直至游到目的地，找到合适的产卵场所。同样，小部分精子，会被挤到洞洞外，惨死在床单上；大部分精子，会在洞洞里被酸性物质呛死。这里面，大约只剩下几百万条精子，在数以亿计兄弟姐妹的掩护下，顽强拼搏，奋勇往前；跋山涉水，穿山越岭，好不容易来到一片水帘洞深处。精子通过子宫，游经输卵管，来到腹腔，和卵子结合。啥GPS导航，啥北斗定位，在这件神奇的事情面前，完全被秒成渣渣。

"女生的肚子有多大，你们知道不？男生的精子有多小，你们知道不？能安全到达目的地的精子，那就是精中之王！精子和卵子，都没有眼睛，在黑漆漆的腹腔里相遇，就像在伸手不见五指的深圳夜晚，几百万只躁动不安的蜜蜂甩着小屁股，去找唯一的一朵玫瑰花去采蜜。精子和卵子的美妙相遇，就发生在身体里。这场令人惊叹的史诗般的壮举，在你不知不觉中完成。

"事到如此，离受精卵变成宝宝，其实只是万里长征走完了一小段。受精后30个小时，细胞级的受精卵，要能被牙刷般大小的输卵管成功抓获。看过《火星救援》吧？对，就像在浩瀚的宇宙，女船长要把男主人公一把抱住，时机稍纵即逝，失败意味着今生不再相见。

"这条输卵管，必须是柔软的，没有牵绊的；如果僵硬没有弹性，如果和周围粘连无法自由活动，那么就完了。要是输卵管无法抓到那好不容易成功牵手的受精卵，受精卵就会坠入第五层宇宙，直接在黑洞般的腹腔里被吸收。无法把受精卵送到宫腔，半路摆摊子，宝宝就会搁浅在输卵管里。你想，子宫可以由拳头那么大变成西瓜那么大，容量增加1000倍，重量增加20倍，输卵管哪行呀？受精卵照样分裂、生长，到了一定程度，就会把可怜的输卵管撑破。

"如果万幸，那么受精后的96个小时，受精卵就能抵达子宫里面。不要以为这样就万事大吉，受精卵是一个外来的物质，子宫只有一个极短的窗口期来接纳它。举个例子，在不知名外星球的平原，常年干旱，只有一个月的时间是雨季，水美草密，万物生长。某一天，一艘载人宇宙飞船降落。

"首先，这艘千疮百孔的宇宙飞船，必须能够打开舱门，否则，里面的人就只能活活憋死。受精卵有一层透明带，这层透明带若不能消失，受精卵就被紧紧包裹，无法变大。

"其次，宇宙飞船必须能伸出若干个爪子，牢牢地把自己固定在平原表面，否则，一阵飓风刮过，光溜溜的飞船就被吹跑了。受精卵也必须分化出合体滋养细胞，否则孕囊无法黏附在子宫内膜，母亲稍微活动，这历经千辛万苦的囊胚，可就掉出洞口了。

"然后，宇宙飞船必须赶在一年当中的雨季降落，因为旱季的外星球平原是一片不毛之地，干涸如撒哈拉沙漠，寸草不生。受精卵也必须和子宫内膜同步发育并且功能协调，分裂得太快，内膜薄无法黏附；分裂得太迟，内膜厚无法着床。

"最后，宇宙飞船成功在外星球的平原安营扎寨，繁衍生息。有一种图腾被称为'宇宙之神'，认为所有无法解释的神奇，都是上帝的旨意。受精卵能顺利种植在子宫里，也因为一种神一般存在的激素——孕激素。孕激素使子宫肌肉松弛，对外界刺激降低，使子宫的内膜长得又粗又肥。没有足够量的孕激素，囊胚无法存活。

"受精卵在身体内的奇妙旅行，不懂的人觉得顺理成章，懂的人觉得妙手天工。所有的小朋友，都是亿里挑一的佼佼者，都是伟大造物者精心打造的神奇，你们一定要珍惜这个得之不易的生命。"

娟妹听得如痴如醉，呆了半晌说："森哥，没想到科幻故事也能被你拿来做科普呀，小朋友肯定喜欢听。"

森哥合上书，笑着说："这也就吸引三年级以下的小朋友。千万不要小瞧现在的学生，互联网这么发达，他们的知识，不再全是学校和家庭灌输的。我们做家长的，只能因势利导，而不是把他们当成白纸一张。否则，他们会用实际行动来震撼你。"

怀孕那么胖，人生没希望！

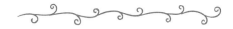

　　走进办公室，淼哥不停地揉着腰。护士萍姐笑道："哟，都老夫老妻了还这么猛？昨晚把腰扭了吧？"

　　淼哥一脸苦相："哪有呀，做个剖宫产，我的天呐！那个产妇足足210斤，躺在手术台上完全是座山。肚子上的脂肪，有两个巴掌那么厚，完全是在一堆肥油里把宝宝掏出来的。缝肚皮的时候一拉线一手油，伤口长不长得上就看玉皇大帝的了。做完手术我们抬她过床。我一下子劲儿没用好，腰给扭了。"

　　萍姐问："哇，这么胖，小宝多重呀？那不得是个大胖娃呀？"淼哥说："怀孕重了70斤，全部自己养膘了，宝宝没咋重，就7斤多一点。妈妈这么胖，宝宝没在肚子里猝死就算好的了，我们要拜托儿科医生注意一下，后面事情多着呢。"

　　萍姐说："唉，还不是没管住嘴巴。我怀孕那会儿，公公婆婆和老公天天让我吃好多东西，经常买各种营养品让我补。我不想吃那么多呀，可他们说怀孕胖了才对，都是为了孩子能长大个，以后孩子身体好。我也是医务人员，可架不住全家人劝，结果也吃成了个大胖子，生完孩子到现在都没完全减回去，以前的衣服都穿不了了。"

森哥开始吐槽："经常遇到孕妇问我要不要喝孕妇奶粉，我都告诉她们：买得起的不用喝，需要喝的买不起。几百块钱一罐的奶粉，还不如买点鸡蛋、海鱼吃了实惠。你说现在谁家缺营养呀？除非是挑食。非洲人民营养不足需要补充，他们买不起呀。

"很多东西，就是噱头。你说补个叶酸吧，明明街道办居委会有6个月免费的药她不领，非要去买那些几十一百的，不要对的，只要贵的，有钱你不能捐点给红十字会吗？好多女生一怀孕就把自己当个宝供着，动都不敢动，早早来开假条。我倒是发现了，越早请病假的，后期并发症越多，都得些富贵病。粗生粗养，越金贵越出事。

"好多孕妇由于受荷尔蒙的影响，容易出现嗜睡现象；怀孕后又被家人宠了起来，家务也很少做，自己又很少去运动，整天卧床，酗吃酗睡酗长，就像进了笼屉的发面馒头，越发白胖起来。胖得太快了吧，脂肪都撑裂了，肚子上、大腿上，一道道的妊娠纹，又哭天抹泪地去买各种各样的祛纹膏，天天对着镜子抹。这些人真搞笑，少吃点不就好了吗？

"过度肥胖还会导致流产、早产，诱发妊娠期糖尿病、高血压、羊水过多、泌尿生殖系统感染、静脉血栓等疾病。过度肥胖孕妇的宝宝畸形发生率可增加35%—80%，神经管缺陷发生率增加1—3倍，隐睾症发生率增加1.5倍，胎儿窘迫、围生儿死亡、新生儿低血糖及高胆红素血症等也会相应增加。最常见就是怀个巨大儿，巨大儿在分娩过程中手术助产机会增加，可能导致产道损伤、子宫破裂、尾骨骨折、产后出血，可能引起胎儿臂丛神经损伤、锁骨骨折、颅内出血等产伤，发生新生儿窒息，甚至死亡。由于盆底肌肉损伤，孕妇日后有可能引发盆底功能障碍，一咳嗽就漏尿，甚至子宫脱垂。

"生完孩子要喂奶吧？怀个孕都变成猪了，再哺个乳，那不得变成野猪？胃口那么好，吃嘛嘛香，胖得全身冒油，蓬头垢面，一身汗味混着奶味儿，走路地板都在颤。当你发现柜子里漂亮的衣服都穿不进去，走路脸上的肉都在甩了，游泳的时候肚子上套着个免费游泳圈了，老公不再色眯眯盯着你看的时候，你想到减肥，当初少吃点儿不就得了？

"减肥可没有那么容易，每块肉都有它的脾气，就像鼻涕虫，甩都甩不掉。你应该知道这个社会对女性多挑剔！我最敬佩的天鹅堡波仁切璟哥曾经说过：一个人如果连自己的体重都无法控制，那他将一事无成！连体重都控制不了，还想控制人生？"

萍姐笑着说："淼哥，要是当年我怀孕前认识你，你这么一番话，我是说啥都不会胡吃海喝的，要吃老公去吃，这就是态度。喔，那也不行，我老公要是吃成个大胖子我也不高兴。"

旁边的美小护燕子问："那怀孕的时候咋样吃呢？体重控制在多少比较合适？"淼哥说："网上都有呀。"

1. 孕妇们要注意做到膳食结构合理平衡，一日三餐吃饭定时有节，要常吃些富含维生素A、维生素C及叶酸的蔬菜和水果。

2. 尽量少吃或不吃高脂肪高糖类食物，以免热量过剩而造成肥胖。

3. 少吃沙拉、肥肉、油炸食品；以糖分不高的水果取代餐后甜点；吃完东西立刻刷牙，刷过牙就不再进食；睡前3小时不再进食（水除外）。

4. 应该注意，饮食并非少吃就能减肥，进食的技巧、食物的烹调方式、饮食的选择等，皆是控制体重的关键。

改变进餐的顺序："饭前喝汤，长寿健康；饭后喝汤，越喝越胖"，因此孕妇喝汤应该在饭前而不是饭后；养成三正餐一定要吃的习惯。

烹调方式改变：尽量用水煮、蒸、炖、凉拌、红烧、烤、烫、烩、卤的烹调方式。烹调时少加糖、少勾芡、少加酒。少用糖醋、醋熘、油炸、油煎的烹调方式。

最重要的是在医生的指导下做好孕期体重管理：

首先根据孕前的体重和身高计算：BMI=体重(公斤)/身高的平方(米)，然后根据计算出来的值查看下面所在的区间，就可以判断自己整个孕期体重增加多少合适了。

孕前BMI<19.8，孕期总增重12.5—18公斤为宜。

孕前BMI在19.8—26之间，孕期总增重11.5—16公斤为宜。

孕前BMI在26.1—29.9之间，孕期总增重7—11.5公斤为宜。

孕前BMI>30，孕期总增重大于6公斤就正常。

孕期体重的增长是一个渐进的过程，最理想的体重增长是在孕早期（怀孕3个月以内）增加2公斤，中期（怀孕3—6个月）以及末期（怀孕7—9个月）各增加5公斤，前后共12公斤左右为宜。

在增加的这12公斤中，胎儿的体重占3公斤左右，胎盘和羊水2公斤左右。如果整个孕期增加20公斤以上或体重超过80公斤，都是危险的信号。

按照上面的饮食习惯进餐，按照上面的数据控制体重，绝大部分孕妇是不会长太胖的。很多资深胖女人，就是怀孕胖了以后减不下来了。控制好孕期体重，再难也要坚持，争取瘦成一道闪电，照亮所有猥琐的胖子。

怀孕和美丽不冲突，你看维多利亚、凯特王妃、李嘉欣、陈慧琳，哪个怀孕后变成猪了的？越穷越吃，越吃越胖。女人不狠，站立不稳；百年大计，减肥为本。

放大招：如何控制生男生女

自从政府放开二孩，森哥经常遇到朋友私下询问，如何控制生男生女？

拜托，如果森哥真知道啥生男生女的秘方，为啥不去开公司卖神药，最后申请到美国纳斯达克敲钟上市呢？还用得着累死累活地写"森哥故事会"？

服偏方以控制生男生女。偏方大多是一些中药方子，很多中药方子只是中国人思想上易于接受，其实在国外大都不被认可。服中药以控制生男生女，类似于算命。人人都说算命准，那是当然的啦，不准一笑而过，准了告诉你一声，这能不准吗？

准不准，统计一下就行了。经常看到有人把中医控制生男生女往科学上扯，怎么没有论文、没有统计数据呢？动不动就是现在科学解释不了。

解释不了的东西多了，原始统计数据总有吧。比如一个神医，一年治好了多少不孕症，控制男女的成功率多少。喝茅台酒能杀死癌细胞、做家务能减少男人得癌症都有人发表论文了，咋就没有看到正经杂志上发表《中药控制生男生女》的论文呢？

还有啥碱酸体质控制生男生女的，吃吃苏打饼干也就算了，同房时用碳酸氢钠洗阴道是啥意思？

还有啥调整同房姿势控制生男生女的，传教士体位或者老汉推车体位，通过精子游走的距离来控制生男生女。别扯了，这是男人骗小女孩玩耍的小把戏。体外排精都能怀孕，处女膜完整都能怀孕，精子还在乎那点儿距离吗？

还有啥选择同房月份和时辰控制生男生女的，如果同房就是为了繁衍后代，那还有什么乐趣呢？测着排卵周期，算着《生男生女清宫图》，一遍又一遍地折腾老公，完全把人家当匹种马，不担心黄瓜蔫了吗？

正常男子，一次射精能排出数千万甚至高达2亿个左右精子，这些精子大部分在女性生殖道的酸性环境中失去活力而死亡，最后有一个带有X染色体或Y染色体的精子和卵子结合。这么神奇而伟大的过程，能不通过单精子注射或者植入前诊断就实现？这不叫秘方，这叫神话！

孩子，是男女爱情的结晶，是上天赐予的礼物。儿子也好，女儿也好，都是夫妻双方染色体的再次组合，是举世无双的宝贝。种种方法看多了，就觉得控制生男生女就是一个娱乐活动，千万不要太当真。

将喂奶进行到底！

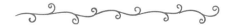

办公室里，淼哥给夫妻两个交代分娩注意事项，两人频频点头。快结束的时候，孕妇提了个要求："医生，我不准备喂奶，生完了请给我开退奶药。"

淼哥惊讶得下巴都快脱臼了："奶水是伟大母亲提供给新生儿最好的礼物，你们竟然要求退奶，这不是暴殄天物吗？"

老公环顾左右，老婆目光如炬。淼哥说："好吧，我知道了，你老公让你不开心，你想把他儿子饿死算了。这事儿你不对呀，你这不是欺负小朋友吗？"

老公笑了说："唉，我老婆是怕疼，怕乳房下垂，怕像她同事那样涨奶得乳腺炎。"老婆白了他一眼："说得倒轻巧，你自己喂奶试试。"

淼哥作为资深妇女之友，大义凛然地说："对，你就是站着说话不腰疼，喂奶多疼呀，没有同情心。喂奶对母亲来讲，是烦琐而痛苦的，你想想，两三个小时喂一次。你要知道你老婆辛苦，不能她半夜起来喂奶，你在那里呼呼大睡。"

老婆气愤地说："就是，他就知道在那里瞎指挥，半夜睡得像头猪，打呼噜能把房顶掀了，我还要喂奶，想想就生气。"

老公脸红了。淼哥说："检讨，深刻检讨，回去写份书面的贴在床头。你老婆担心乳房下垂，又是因为你们这些臭男人，所有的哺乳动物，都是在发情期时乳房鼓着的，除了人类。为啥，又瘪又缩的女性，在进化的时候早就被淘汰掉了。你老婆的担心是有理由的，谁不想青春永驻，丰乳肥臀呀？"

老婆笑了。淼哥继续说："乳腺炎，那是小概率事件，就是没有好好喂，通则不痛，痛则不通。有些人还没有把奶弄通就开始发奶，结果就成堰塞湖了，乳房涨得像石头，不肯挤不肯动，结果就憋成乳腺炎了。我告诉你们一个好办法，宝宝吃不完，就挤出去丢掉或者做面膜；宝宝吸不出来，就老公吸，从开始就保持通畅。咋可能得乳腺炎呢？"

老公说："这样呀，我妈还准备生完就煮鸡酒给她发奶呢，看来不能太急，先通了再说。"

淼哥调侃道："看来，你们一家人都已经准备好让你老婆当奶牛了。广东的客家鸡酒我知道，就是用黄酒或米酒做各种月子特色菜，有的做蛋酒，有的煮鲫鱼，有的炒小鸡。老人家认为营养好，利于产后恢复，有助于发奶。我个人觉得没啥用。酒用于烹饪，若持续沸腾时间低于1小时，大约25%—75%的酒精仍然会残余在食物中；如果无法做到持续沸腾3小时以上，肯定会有酒精残留。妈妈乳汁和血液中的酒精浓度是一致的，宝宝一旦通过乳汁摄入酒精，需要花成年人两倍以上的时间才能清除。

"妈妈喝酒，会导致奶水减少，影响母乳口感，还会导致宝宝睡眠紊乱、发育滞后、过度镇静，最严重的还会导致宝宝血小板减少。网上销售的'月子酒'大多在酒精度10度左右，很多月子酒还是家庭作坊自制，酒精度不太确定，食品安全不一定过关，万一含有甲醇就得不偿失了。"

老公为难地说："我妈是老传统，一定要做鸡酒咋办呀？"森哥说："你老婆爱吃，多煮一会儿吃也没事；你老婆不爱吃，你偷偷躲着把它吃了。"

森哥说："母乳喂养，器形美观、携带方便、恒温保鲜、物美价廉，多好呀！想想看，一个半露酥胸、低头哺乳的女性是多么伟大，真是感天动地的景象，多少初为人父的懵懂男子，成长为爱家护子的成熟男人，都是在那一刻开始的。我是没机会，有机会我也想感受一下。"

老婆说："医生，要是我老公有你这么会说，我也不会和他闹意见。其实我一直在网上查那些催奶的方法，'四多一减'我都知道。我会喂奶的，自己的孩子，谁不想他好呢？我就想问问，一般喂到多大呀？"

森哥说："喂到多大，要根据自己的实际情况。国际卫生组织倡导的是纯母乳喂4—6个月，添加辅食喂到2岁。至于你宝宝有没有口福，就看你的决心了。背奶妈妈很辛苦的，要有心理准备。"

老婆说：“医生，你这么厉害，比那些催奶师还懂。”

森哥说：“我们产科这里，卧虎藏龙，所有的护士都是国家级催奶大师，只是平时深藏不露。知道吗？我们门口有个保安，就是偷摸地看了一个星期，网上搜了些方法，辞职下海了。她在华强北做了一张50块钱的国际催奶大师证件，你猜怎么着，现在可火了，催奶一小时800块，还要提前一个月预约。不说了，让我这累死累活上个夜班，挣70块钱还交税的人哭一会儿。”

02

人间百态

这些年，剖宫产时遇到的奇葩

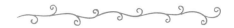

　　十月怀胎一朝分娩，确实是件高兴的事儿。过亿条精子竞争和一枚卵子的结合机会，受精卵在妈妈肚子里一点一点长大，无论如何，这个宝宝都是上帝独一无二的杰作。

　　大部分产妇都可以顺产，极少数特殊情况，需要医生做剖宫产。在冰冷陌生的手术室，如何几句话让产妇放松下来，需要一点爱心和小技巧。经常有患者过了很多年，还对当年的手术医生称赞不已："当年那位医生可好啦，一直鼓励我，完了，忘了姓啥了。"

　　谁不愿意在人生最幸福的时刻得到赞美呢？可惜森哥嘴拙且木讷，这么多年手术台上说来说去还是那么几句话：

　　剖第一胎，是儿子。"哇，太幸福了，好帅，长大是一个美男子。"

　　剖第一胎，是女儿。"哇，太幸福了，好漂亮，长大是一个大美女。"

　　剖第二胎，同样又是儿子。"哇，太幸福了，打虎亲兄弟，以后有人帮。"

剖第二胎，同样又是女儿。"哇，太幸福了，两件小棉袄，换着穿。"

剖第二胎，和前面不一样。"哇，太幸福了，一儿一女，凑成个好字，人生完美了。"

剖第三胎。"哇，太幸福了，不怕罚款，说明你有钱。"

剖第四胎。"哇，太幸福了，下次能换个医院吗？"

其实，产妇也能通过各种奇葩要求给医生们带来快乐，这些年，淼哥也经历了许多：

一级奇葩：

产妇：医生，大师给我们算过命了，我家宝宝要在11—13点出生。

医生：全国那么多人都挑这个时间出生，以后将相王侯、亿万富豪的位置都不够了。

二级奇葩：

产妇：医生，我肚子上的脂肪好多，帮我切点儿。

医生：我是妇产科的，不是整形美容科的，我们不许跨专业手术。

三级奇葩：

产妇：医生，今天9月4号，能不能帮我把出生日期改成8月份的，否则我家小孩读书晚一年。

医生：有个全市联网的妇幼系统，第一时间上传母婴资料，每月统计分娩量，这咋改得了？

四级奇葩：

产妇：医生，胎盘我要带回家，我想自己吃了／我想找棵树埋了／我想洒上石灰放在床底。

医生：可以理解，古代的太监，切下来的鸡鸡都要带回去自己泡在酒坛里。但是胎盘，吃了，现在猪牛羊肉那么便宜，你确定非要省这个钱吗？埋了，一定要深埋，你不怕被野狗刨出来吗？放床底？你不怕招苍蝇吗？

五级奇葩：

产妇：医生，我是龙凤胎，我想要姐姐先出来，以后照顾弟弟。

医生：拜托，万一捞出来长小鸡鸡的，塞回去很困难呀！

六级奇葩：

产妇：医生，我那里有一件他爸爸小时候用过的包被，我们要用那个包被，再用根红带子系上。

医生：那个包被洗过吧？不会朽了吗？红带子要不要扎个蝴蝶结？

七级奇葩：

产妇：医生，我妈说了，脐带要从宝宝后脑勺捋下去／宝宝要脸朝后出来。

医生：好吧，幸好你妈没有说头位的要先脚出来，我们试试看。

八级奇葩：

产妇：医生，要是宝宝撒了尿帮我盛起来，没见过天的童子尿煮蛋治产后头晕。

医生：还有一坨胎便，要不一起给你装上？

九级奇葩：

产妇：医生，我现在要喝一口脐带血，我们老家都这样，发奶秘方。

医生：确定吗？千万别吐了呛到肺。（有人是要用脐带血泡胡椒水喝。）

十级奇葩：

产妇：医生，我家宝宝出来后第一时间要放到地上，背贴地。

医生：叔可忍，婶不可忍，你家宝宝长大了知道你这么折腾他，他肯定怀疑是不是你亲生的。

家有女儿，千万不要让她嫁渣男！

　　周六夜班，刚到办公室穿白大衣，娟妹就气鼓鼓地跑过来："淼哥淼哥，这事儿你得曝光，太欺负人了！"

　　淼哥一脸"黑线"："拜托，我又不是记者，有事儿你打电话找他们爆料呀，还有100块钱爆料费。找我，我能干吗？不会是有谁欺负我们医务人员吧？"

　　娟妹义愤填膺："今天病房里上演了一出悲剧，倒是不关我们医务人员事，是孕妇自己家里闹。你是妇女之友，要替那个孕妇出头，这事可把我们这些女生气坏了。"

　　淼哥连忙搬个凳子让她坐下："别着急，讲讲怎么回事吧。"娟妹唾沫横飞、声泪俱下地给淼哥讲了下面这个故事。

　　病房前几天来了一位孕妇，怀孕才28周多，胎膜早破急诊入院。老公从头到尾就是一脸默然，告知什么病情就是一张扑克牌脸，倒是孕妇和她妈妈心急火燎的，表示再怎么困难，也坚决要求保胎。

　　胎儿，不是想保就能保住的，昨天还是生出来了，2斤多一点儿的宝宝，直接送到儿科住保温箱了。今天早上产妇的妈妈让女婿去筹钱，现在医院不允许记账，没有钱，产妇和宝宝的非抢救性治疗，自然是跟不上的。

公公出现了，一顿数落，说这媳妇瞎作，非要把宝宝弄早产了，害得他们要花这多钱，真是败家。

产妇刚生完孩子，身体虚弱，又担心自己的孩子。她妈妈听到亲家说话这么难听，立马跳起来骂女婿，女婿扭头就要离开病房。产妇妈妈上前拽住他，他直接一个大力把岳母推倒在地。

产妇不干了，像头受伤的小鹿，跳下床要和老公拼命。公公帮忙去挡，产妇的妈妈怕女儿吃亏，从地上爬起来冲过去，四人扭作一团。两个女流之辈怎么可能是两个大老爷们的对手呢？

两个女人再次倒地，气急攻心，双双晕了过去。丈夫和公公甩手离开病房，同房的患友把护士叫来。一阵抢救后，两个女人慢慢醒过来，产妇妈妈说心悸胸闷呼吸困难，没办法，护士们看产妇没人帮忙，只能安排人手带着产妇妈妈去急诊看病。

陪同的护士回来一脸悲催地说，钱全部在那位产妇老公包里，产妇和她妈妈一分钱都没有，反复打电话，她老公都不接，最后还是护士妹妹垫了些钱。

听完娟妹的讲述，森哥叹了口气："唉，产科，就是一个人情冷暖的大舞台。多少次看到，一大家子人围着新生的宝宝笑逐颜开，产妇疲劳得想喝口水没人理；多少次看到，推刚做完剖宫产的产妇出手术室，一个家属都找不到，全跟着宝宝走了；多少次看到，谈话的时候家属反复强调的是宝宝安全，丝毫不管产妇的安危。和一位老年妇女面对面沟通病情，七句话就能猜出她是孕妇的妈妈还是婆婆，八九不离十。

"上周五就有个活生生的例子，一位前置胎盘的孕妇，住院保胎已经很久，再保胎完全没必要，弊大于利。和孕妇本人及老公交代相关风险，孕妇一听自己有危险，立马签了手术同意书，孕妇老公说要和他妈妈商量一下，我们积极向手术室申请急诊台。手术室大力支持，妇科急诊主动让台，产科医生护士积极做好术前准备，万事俱备的时候，孕妇老公过来说不做手术了。问他为什么，他说家里老人有讲究，当天日子不好。

"森哥非常严肃地告诉他，一定要想清楚，不是什么时候想做就有手术台的，不是什么病都能拖的，不是什么话都要听妈妈的。到时候万一有事，孕妇就会大出血，我们什么样命悬一线的抢救都见过，大不了最后就是一句：'我们已经尽力了！'为了孩子所谓的良辰吉日，拿自己老婆的命去赌是不划算的。孕妇老公挠挠头，说再去和他妈妈商量一下，最后好歹还是决定做了，孕妇插上尿管等着送往手术室。

"主任和森哥先去手术室做其他手术，术中又接到同事电话，说孕妇一家商量好了，真的确实肯定拒绝当天手术。

"临床上经常遇到这种情况，皇帝不急太监急，病人又不是危及生命的抢救，又不是意识不清的'三无'人员，都是受过教育的完全行为能力人，在法律上是有权拒绝手术的。她拒绝手术，我们能把她捆到手术台上吗？

"都说医者父母心，淼哥反正能力有限，不可能对每个病人都像对自己孩子般苦口婆心地劝。大家都是成年人，充分告知疾病风险就足够了，选择权在患者本人手里。不懂，医生耐心解释到你懂，说清楚了还拒绝手术，那就算了呗。这是医院，又不是法西斯的监狱。人权，你懂不？不是医生好心就可以了的。

"淼哥在手术室告诉同事：充分告知拒绝手术的风险，白纸黑字签到病历上，尊重患者及家属意见。接着，我们把手术台让给妇科做宫外孕，后面跟着一堆的急诊，还要向手术室道歉，说不好意思，又一次'狼来了'。

"孕妇插好的尿管拔掉了，中午正常吃饭了，下午3点多开始出血了，家属现在着急了，手术室真的没急诊台了……万一做手术，不但要重新插尿管，还要插胃管，还有可能要输血，还有可能要切子宫……

"当医生遇到一个脑残，你能说点什么呢？只能说，如果是孕妇的妈妈在，当听到宝宝没什么大的风险，而自己的女儿有可能大出血的时候，她会毫不犹豫地要求手术。在手术期间，她也不会随着宝宝离开手术室，她会一直站在门口，因为她的宝贝女儿还在里面，还没有安全出来。

"这次，站在手术室门口的，是焦急的婆婆，她一个劲儿地问宝宝剖出来了没有，宝宝有没有危险，没问一句孕妇的情况。仿佛那躺在血泊里的，是一位她素不相识的外人。孕妇手术还算顺利，但还是出了1000多毫升的血，宝宝转了儿科，产妇转了ICU。

"所以呀，孕妇在危急时刻，一定要找自己的妈妈做决定，她是永远会把你放在第一位的，她可以没有外孙，她倾家荡产也要救你。"

娟妹打了个冷战："我生孩子的时候，一定要把我妈请来，就像你以前说的，坐月子我要和我妈在一起，请个保姆打下手，我还想多活几年。生孩子脱层皮，再像今天早上打架那样虐心，真的离婚算了。都这么大的人了，还让自己的妈妈当众受辱，还不如当年老爸把我射在墙上。"

森哥叹了口气："女生，一定要对自己的父母好，有自己的经济来源，不能看着男生的脸色过活，否则，你就是一块可有可无的抹布，早晚有一天破旧了，直接被抛弃。到时候，最痛苦的，还是自己和亲爹亲妈呀！

"再丑的娃，再笨的娃，也是父母的心头肉。特别是女儿，辛辛苦苦拉扯大，那可是举世无双的珍宝，平时自己一根手指头都舍不得碰。女儿大了，找了个人家嫁过门，却沦落成受尽欺负的小丫鬟。这事儿放谁身上好受？倒还不如留在自己的身边，只要有口饭吃，就是爸妈自己饿着，也会笑眯眯地看着宝贝女儿吃饱。"

老婆生孩子，老公应该怎么做？

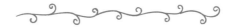

　　早上10点多，陈医生在收一个孕妇，森哥坐在对面整理病历。老公跟着走进来，森哥抬头一看，此人五大三粗，脖子上戴着条金项链。"这架势，不是包工头就是小混混，还是不惹他的好。"森哥暗想。

　　孕妇疤痕子宫，宫缩很密，评估风险后决定马上给她手术。老公也明白，声如洪钟地对他老婆说："那谁，给你妈打电话，让她赶紧过来，这儿就没我啥事了，我还要出去一趟。"

　　森哥本是胆小如鼠之辈，听了这话立马火了，忘了对面这个魁梧的男人可能分分钟冲上来把森哥暴打一顿。森哥义正词严地说："老婆马上要手术了，你把一摊子事儿抛给老婆岳母，你有多大的事儿，比老婆生孩子还重要？"

　　老公毫不示弱："做手术不是有你们医生吗？我是信任你们医院才来的，肯定没问题。生孩子就是女人的事儿，我留在这里干什么？上一胎剖宫产，我也没陪着，不照样好好的？"

　　淼哥声调渐高："我的天呐，你老婆是多么可怜呀！上一胎你也没在身边，还把这事儿当成荣耀？说的也是，手术不用你做，术后有亲戚帮忙。可你是孕妇的老公，是孩子的父亲。嫁汉嫁汉，穿衣吃饭。人家嫁给你，是把你当成一个依靠，是希望在她需要你的时候，你能站在她身边。生孩子，在女人这一辈子中，肯定是数一数二的大事。疼痛，她怕但能忍；辛苦，她累但能熬；在她光滑的肚子上开那么大条口子，硬生生掏出个小孩，她也认为是值得的。

　　"知道最能击垮她的是什么吗？就是她最信赖的人，在她最需要帮助的时候不在身边。你以为，在身边就是换换尿片，冲冲奶粉，扶着上个厕所什么的吗？鬼门关走一遭，她是九死一生后的庆幸，是劫后余生的恐惧，是筋疲力尽后的衰竭。这时候，你作为她老公，哪怕是在身边握着她的手，她都会觉得安全，觉得幸福，觉得满足，觉得放松。而你，上一次跑了，这一次又要跑?！"

　　孕妇在旁边哭了，淼哥起身拿来两张纸巾交到她手里："上一次，没人教育你老公，这一次，我要帮你出口气。这位先生，你不要说什么自己很忙，你能有多忙？忙就是个借口，你觉得这事儿值，再忙你都能抽出时间；你觉得无所谓，从医院离开后躲在家里睡一觉都很重要。

　　"我们见多了有钱有势的人，昨天有个孕妇在我们这里做手术，她老公在马尔代夫盖酒店，得知消息立马订机票飞回来；上次有个IT男，常驻德国，为了陪他老婆生孩子，最后一个月把工作辞了回来守着。人家没你忙？人家没你重要？只不过在人家眼里，家人是第一位的。

"生意黄了，可以再谈；工作没了，可以再找。自己老婆生孩子，是比天还大的事情，天涯海角，哪怕回来的时候已经生完孩子了，可老婆看到风尘仆仆的老公出现在面前，搂着她而不是搂着孩子，恐怕为这个男人死了的心都有。

"再帅的老公，再富的老公，关键时候不出现顶个屁用？女人是战天斗地的勇士，也是感情脆弱的弱者。这一辈子，你能让你老婆最感动的时候，莫过于此时。你能不能在她痛不欲生的时候紧紧握住她的手？你能不能在她被推出产房的第一刻冲到她面前？你能不能在她满头大汗的额头上亲一口？你能不能深情款款看着她而不是笑逐颜开地逗着你的孩子？这些你觉得不重要，你觉得只要给足钱就可以了。我的天啦，你那几毛钱，能改变世界吗？女人需要的是心。"

孕妇哭声越来越大了。森哥说："一看就知道，你是个大老爷们，在家咋呼惯了，以为你老婆吃得好，穿得好，你在外面辛苦赚钱，又没在外面乱搞，已经是个好老公。可你真的知道你老婆需要什么吗？你老婆要是很开心，她现在会哭得这么难受吗？"

金项链老公低下头："我不走了，公司的事儿交代人家去做好了，医生，待会儿做手术，万一有事，我一定要保我的老婆。"

森哥更生气了："乌鸦嘴，我恨不得一巴掌扇在你脸上。

做手术，一定是顺风顺水的，我们医生一定会竭尽全力去帮助你太太，不许你说这些丧气话。再说了，啥保大人保小孩，电视剧看多了吧？没听说过保小孩不保大人的事儿，大人是第一位的，任何时候都是以母亲生命为首选。"

老公眼睛也湿润了，拉着他老婆的手说："这里的医生很好，你肯定没事的。放心，我就在你身边，哪儿也不去，我待会儿就在手术室门口等你。医生，我们要准备点啥？"

森哥说："你这个大老粗，你老婆肯定都准备得差不多了，记住，你老婆出手术室的时候，一定要亲她一下。"

假如生活欺骗了你

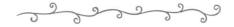

中午接到一个电话，好朋友打过来的。电话那头的她哭得稀里哗啦，小孩在旁边哭闹着，森哥第一反应是不是小宝宝生病了。

她是一位善良而美丽的女孩，凡事都为他人考虑，来医院产检，也总是自己在网上预约挂号，很少麻烦到森哥。

怀孕到了后期，她偷偷告诉森哥，感觉自己的老公在外面有了小三，心里很慌张。

森哥开导她：淡定大气，好好养胎，估计也是捕风捉影的事。即使男人好久不吃肉出去偷个腥，只要记得自己是孩子的爸爸就好。吵闹是没用的，自己貌美如花，何必和路边的野花一般计较？

她顺利地生完宝宝，全家人开开心心的。森哥也忙，偶尔打电话问问产后恢复的情况。深圳本就是个快节奏的城市，虽然相隔不远，但兜兜转转总是聚不到一起。

今天，电话那头的她哭到崩溃，她最近有段时间没有见到老公回家了，心生疑虑，多方打听后去到一家酒廊。

店主是一位温婉贤淑的女士，客套一番大家弄清楚了，原来她才是小三，店主是和那个男人结婚数年的原配。

两位女生推心置腹一番长谈，女店主冷静而从容，说淼哥的朋友不是第一个找上门来的女生，但却是第一个带着孩子找上门的女生。

女店主说，如果她愿意，可以带着孩子和他们一起生活，男人都是靠不住的，她们可以做姐妹，好好挣钱，好好生活。

昨天晚上，这三个人聚在一起吃了顿饭，气氛祥和，攀谈顺畅。好朋友回家睡了一觉醒来，忽然觉得自己是不是做了一场梦，整个人像被掏空了。

读书时自诩精神洁癖的她，怎么也想不通，自己竟然能如此冷静地和这样一个骗子吃饭聊天，还能和正房相谈甚欢。

狗血淋头的故事，毫无征兆地发生在自己身上，刹那间被弄蒙了。晚饭后回到家，躲在被窝里，她哭得撕心裂肺，可爱的宝宝就睡在旁边。

寻寻觅觅，在人潮人海中，一份纯真的爱情降临，还有了爱情的结晶，幸福满满的时候忽然发现，自己是备胎。

淼哥静静听她诉说，劝她冷静，千万不要冲动，多和朋友聊聊天，听听大家的建议。很多事情发生了，该怎么解决大家心里都清楚，需要的，只是有个倾诉的对象。

深圳，魅力之都，两千万鲜活的生命在这里交汇。父老乡亲的厚望，如同一把尖刀顶在背井离乡者的后脑勺，让大家没办法静静地谈场恋爱。

红男绿女，五湖四海，在家里是穿着吊脚裤的狗蛋他爹，在这里就是烫着卷发的白领JACK。来了就是深圳人，谁知道你在老家有没有蓬头垢面的翠花呢？

深圳的女生，放哪都是百里挑一的贤妻良母，上得厅堂，下得厨房。可在这里，活活惯坏了男生，他们选择的范围太大。

深圳的女生注定是艰难的，事业上必须比男人还要搏命，生活中只能在故事里寻找爱情。年轻貌美的时候总是遇到花花大少，年老色衰的时候只求能找个踏实本分的结婚对象。

荷尔蒙飘荡在办公室和酒吧街，深圳的夜色总是驱动着一对对的肉虫，诱惑太多，得来太易。现如今，坐怀不乱的柳下惠，要么是GAY要么是阳痿。居家过日子且貌端质优的未婚男人，真是比动物园的大熊猫还少。

男人是不是值得托付终身，似乎只有女人躺在产床那一刻才能知道。女人往往承得住生产的痛，却受不了老公的凉。

假如生活欺骗了你，不要悲伤，不要心急。何必为了一个臭男人斯文扫地呢？活好自己才是王道。

下班路上，听到张学友唱的一首老歌《她来听我的演唱会》。十几年前的老歌，轻柔的旋律下，歌词有太多的故事。

17岁、25岁、33岁、40岁……岁月在听我们唱无怨无悔，改变的是我们的角色，无数个流泪的夜晚又有谁知？

再强的女汉子也经不起这种折腾

　　早上8点，常规医疗查房，我们一路来到63床，患者姓赵，42岁，就称她赵姐吧。

　　淼哥俯下身子，打开患者的敷料看了看伤口，笑眯眯地说："伤口恢复得不错，要下床活动活动，术后多吃点蒸水蛋、蒸海鱼。鱼和蛋是优质蛋白，有助于伤口愈合的。"

　　赵姐张口问道："医生，我今天能出院吗？"

　　淼哥大惊失色："您两天前才做的手术，术后肯定要观察一段时间的。再说了，您是切口妊娠的患者，术后要检测血β–HCG的变化。虽然手术很成功，这病有可能还是没有彻底治好，没准儿后面还要辅助用药的。"

　　赵姐毫不犹豫："医生，我觉得我恢复挺好的，不用打针，也不用吃药，我不管，我今天就是要出院。"

　　淼哥还想再劝上几句，主任用眼神制止了淼哥，她温和地对赵姐说："别着急，我们先查房，待会儿您到办公室，我们刘医生专门给您交代一下病情。"

森哥涌到嘴边的话，硬生生咽了回去，走出病房，主任轻声说："估计是家里有什么事，待会儿好好问问。"

赵姐是因为切口妊娠急诊来住院的。我们明确诊断，做好术前准备，很快就把手术漂漂亮亮做完了。

术后要用抗生素预防感染，要观察伤口的愈合情况，更重要的是要检测血β-HCG，化验指标直线下降才敢在门诊定期复查。术后才第2天，赵姐就要出院，能不让我们这些医生着急吗？患者在医生眼里，就像雕塑在艺术家眼里，千般精雕细琢，不放过任何一点瑕疵，只想作品经得起考验。呕心沥血之作，还差点儿火候，病人不干了，要求停止治疗，你说医生能不生气吗？

查完房，森哥请实习同学把赵姐叫到办公室，赵姐坐下后，一言不发。

森哥说："赵姐，您的治疗还没有结束，这么早回家，后面的观察不方便。万一有点什么事，我们没办法及时处理，小事变大事，最后害的不是你自己吗？您这么着急回家，是不是家里有什么事？"

赵姐叹了口气："医生，我也知道你们是为我好，可我真要回家了，我老公公司缺人，我要去帮忙。"

森哥大惊失色："赵姐，就是出院，也是建议您在家好好休息。病来如山倒，病去如抽丝，再强的女汉子，也经不起这种折腾呀。对了，我一直没见过您老公，做手术都是您母亲签的字，您老公，真的那么忙吗？"

赵姐点点头："年底了，工厂赶货，我老公要守在工厂里。"

森哥生气地说："赶货重要，还是老婆的身体重要？手术是有危险的，你从身体到心理也是最脆弱的时候，关键时刻，你老公不来陪，这种老公，除了能挣钱，还有什么用呢？对了，您这么着急出院，您当初避好孕不就得了吗？您都剖过两次了，这子宫可经不起这样折腾。"

赵姐脑袋摇得像个拨浪鼓："医生，我没准备避孕，我就是想要孩子，这次运气不好，过段时间还是要怀的。"

森哥睁大了眼睛："从理论上讲，您是可以再试着怀孕，可很多实际情况，您是不是不了解？

"第一，您年龄超过35岁，属于高龄产妇，40岁以后，女性的生育能力更是直线下降，胎儿畸形的发生率也明显提高，想生，干吗不早点呢？

"第二，您的子宫剖过两次，现在切口妊娠又修补一次，再次怀孕，切口妊娠、先兆流产、前置胎盘、胎盘植入的可能性比正常人大。您这种情况怀孕生孩子，是在搏命呀！人家生孩子是在走鬼门关，您是跑到鬼门关里和阎王爷玩捉迷藏。

"第三，您和您老公这么忙，您做手术他都不能来陪您，您做完手术不休息就要上班，时间这么紧张，怎么可能有空陪孩子呢？孩子，不但要健康地生下来，更重要的是快乐地长起来。没时间陪伴，父母让他们来到这个世界干什么呢？"

赵姐垂下头，良久之后忽然哽咽起来："医生，你说的我都明白，谁不怕死呀？谁不想休息呀？要是有得选，我这么大把年龄，生孩子做什么？我和老公是大学同学，毕业后一起来到深圳打拼。他是农村的，我爸妈压根儿不同意我和他在一起的，当时年轻，觉得父母不理解我，死活就要嫁给他。那时比现在还惨，堂堂名牌大学生，像个民工似的挤在华强北做外贸，整天忙得像条狗，都担心自己哪天就在街头猝死了。

　　"日子一天天过去，生意也进了轨道，一晃自己也30多岁了，那就生孩子吧。生了两个都是女儿，我老公是独子，他虽然不说，可我婆婆总在耳边唠唠叨叨。男主外女主内，我从公司里退出来，在家里一门心思相夫教子，可最近几年，问题出来了。我整天窝在家里，和周围的世界基本算是脱钩了，老公回来聊些事情，我总是搭不上话；渐渐地他也不和我说话了，回家就是逗逗孩子睡睡觉。再后来，我听到一些风言风语，说他在外面有个家。那天晚上，我气得把家里的东西都砸了，他坐在沙发上一声不吭。我问他为什么，他说那个狐狸精给他生了个儿子。

　　"当时我就崩溃了，是呀，人家给他生了个儿子，我呢？看着镜子里的自己，我恨不能从楼上跳下去，我现在满脸的褶子，一头的白发，你说怎么可能和现在那些细皮嫩肉的小姑娘比？想想还不如让我老公在外面嫖，花钱也比在外面生个孩子好呀。难怪我婆婆也不唠叨生孙子的事儿了，敢情她是知道自己有孙子了。

　　"我能去闹离婚吗？我拍拍屁股走人，是不是便宜了那个狐狸精？我老公还是很讲良心，从来不许她打扰我们，每天还是回来睡觉，你说我要是离婚，是不是给那个小三挪了位置？哦，我辛辛苦苦打拼下来的家业，就这样拱手让给别人。什么净身出户，我这么多年没在公司，我老公在外面有多少钱，我压根儿不清楚。

　　"别看现在网上一说就是鼓励老婆勇敢站起来，向老公和小三讨回公道，这是站着说话不腰疼。真要是发生在自己身上，有几个人能那么洒脱？20多岁还可以闹闹，你让我这40多岁的女人，怎么去闹呀？

　　"我这不是也想再生个儿子吗，我这不也是为了在公司看住我老公吗，医生，我知道你是为我好，可我真的是没办法呀。要么屈辱地被当条可有可无的宠物狗，要么就去改变自己，很多机会是我自己错过了。知道我现在最后悔的是什么吗？我最对不起我的父母，我不该当年没听他们的话。"

　　说到这里，赵姐号啕大哭起来，森哥从抽屉拿出一包纸巾，抽出两张放在她手里，拍拍她的肩膀。

　　无关医疗水平，只是狗血人生。森哥知道拦不住她出院，虽然哀其不幸，但又能为她做点儿什么呢？

产后抑郁？我还没生就想死！

　　午饭后，办公室没人，森哥坐在办公桌前看赫尔曼·麦尔维尔的《白鲸》。娟妹一阵风似的跑进来坐下："森哥森哥，你得好好帮我。我堂妹，不想怀孕了，她非要做流产。"

　　森哥放下书，一脸惊讶地看着娟妹："你堂妹不是好不容易才怀上孕的吗？我都帮她看过几次病的，孕前检查、监测排卵、指导同房。我听你说过，你堂妹结婚5年没怀孕，四处求医，西医看完了看中医，中医看完了看神医。你不是说她婆婆还带着她去了一位大师那里，花重金求了符，烧了喝水吗？你们城里人真会玩，这好不容易怀上了，又要把宝宝做掉。千万想清楚哟，不是每次想怀就怀得上的。我见过做第15次人流的，也见过做一次人流后再也怀不上，做了6次试管婴儿都失败了的。"

　　娟妹愁眉苦脸地说："这道理，我都给我堂妹说过了呀。她说，她再继续怀下去，她会死掉的。"

　　森哥掐指一算："她现在10周，是不是早孕反应，吐得太厉害了？没事的，少量多餐，清淡饮食，实在吃不下就不吃，输点液。一般孕吐在12周以后就逐渐好转，当然也有一直吐到生的。可因为孕吐去把宝宝做掉，还是很少见。"

娟妹说："唉，她现在的状态，真的很糟糕。人家都说产后抑郁，她现在就抑郁啦，整天情绪低落、绝望无助、失眠多梦，对啥都没有兴趣，精力无法集中，一点儿小事就想哭，孕吐倒是没那么严重。"

森哥大惊失色："你说的这些，很符合抑郁症的诊断呀。只有无缘无故的傻笑，没有无缘无故的抑郁，你堂妹为什么会这样呢？"

娟妹义愤填膺："都是我堂妹的婆婆，把她逼成这个样子的。我堂妹夫是独子，两人刚结婚的时候还好好的，后来公公婆婆来深圳和他们住在一起，说是照顾小两口的生活，实际上是监督他们生孩子。

"我堂妹说好尴尬的，偶尔夫妻两个'啪啪啪'一下，她都怕隔墙有耳。去洗手间收拾一下，出门就能看见她婆婆端着一杯牛奶，在没开灯的客厅里站着，两眼放光看着她说：'媳妇，来，喝杯牛奶，听说喝牛奶有助于生儿子。'我的天啦，你能想象吗？半夜三更，黑漆漆的客厅出现一个人，还让她喝牛奶，不把人吓死就是好的。

"关键是，次次如此！我堂妹都怀疑卧室里是不是有个摄像头，为什么每次婆婆都能在准确的时间冲好牛奶等着她呢？你都知道，怀孕困难和心理压力大有很大关系。再后来，婆婆急了，牛奶都喝了好几桶，我堂妹的肚子还是平坦如常，于是乎四处求医。

"看西医，各项检查结束，一切正常，医生让回家好好备孕。她婆婆不信，认为西医是洋人的玩意儿，还是中医好。看中医，说宫寒体虚，开了一堆中药回去煲。我堂妹那个惨呀，活活变成了一个药罐子，跟她老公诉苦，老公只会呵呵傻笑。

"再后来就离谱了，穿街走巷找了一位世外神医，说她八字太硬，命中无子，婆婆两条腿都吓哆嗦了。花大价钱求了一堆神符，回家放床底的放床底，压门槛的压门槛，烧符水的烧符水。堂妹每天也是精神紧张、谨小慎微，生怕婆婆撺掇着儿子和她离婚。

"用她的话说，她是受尽了苦，原来，书上讲的奇葩婆媳关系，都是活灵活现的日子。好多次，她都想离婚了事，这年头，用得着靠着男人才能过活吗？可她始终拉不下脸，她婆婆非常善良，每天任劳任怨地操持家务，从来不会对她使脸色，态度好得不得了。

"峰回路转，我堂妹忽然有一天怀孕了，本以为喝牛奶和神符水的日子熬到头了，新的问题来了。见过国宝大熊猫的日常生活吗？我堂妹现在的待遇，比大熊猫还高。

"她婆婆坚决反对她去上班，说好不容易怀上孩子，出门怕有个什么闪失。早上起床，牙膏都给挤好。早餐弄个七八样，都是婆婆5点钟开始准备的，说外面买的东西不放心。中午做饭也是单独给她炒几个菜，为什么？菜里不放盐。婆婆说，老姐妹们说盐吃多了会滑胎。淼哥你别笑，你去吃顿不放盐的菜，你就笑不出来了，我堂妹可是顿顿如此呀。没盐不说，天天就是黄瓜、胡萝卜、番茄、菠菜、土豆、海带，说这些都是碱性的食物，可以让宝宝变成儿子。你说多愚昧，这宝宝的性别是能变的吗？

"堂妹下楼买点儿零食，她婆婆必定是跟着，这也不让买，那也不能吃，说是有防腐剂。天天跟着屁股后面唠叨，下楼梯怕摔着，拎东西怕累着，一位满头华发的老人大包小包拎着东西，让她一个小媳妇空着手，路上遇到个熟人都难免指指点点。最受不了的莫过于晚上，不让堂妹洗衣服，怕晾衣服劳动量太大，好，反正大件的衣服有洗衣机。问题是：内裤都不让洗！她婆婆，天天乐呵呵地帮她搓内裤，你能想象一个媳妇的感受吗？

"我堂妹实在是不想继续怀孕了，她特别想和她婆婆吵一架，堂而皇之地去把宝宝做掉，可她婆婆一如既往善良内敛，让她想找茬都找不到。"

淼哥叹了口气，边晃脑袋活动颈椎边说："看似溺爱，实着镣铐；管得太多，让人压力山大。婆媳关系处理不好，老公占主要原因。一位男生生命中最重要的两个女人，就是妈妈和老婆，如何调剂好两者之间的关系，很考验男生的情商。一个成熟的好老公，心里老婆永远是第一位的。你堂妹，属于抑郁症的一种，但是肯定没有严重到要把宝宝做掉的地步，孩子是无辜的，心病还要心药医。

　　"一、主动沟通。建议你堂妹好好和老公谈一谈，自己是怎么想的，她的困扰是什么，有什么解决的方案。和婆婆不好明说，找老公去协调，效果会好很多。

　　"二、焦点转移。建议你堂妹把注意力转移到自己喜欢做的事情上，不要被婆婆的紧张情绪所左右，怀孕也是个正常的生理过程，没有必要过多保护。

　　"三、释放压力。建议你堂妹要懂得自己调整，不要给自己背太大的思想包袱，要学会释放压力。约约姐妹淘，看看电影、逛逛商店，不是说，缓解女生压力的万能药是购物吗？

　　"四、回归社会。建议你堂妹还是正常去上班，我是不主张孕妇一怀孕就请假的，要多和外界接触。妻子、媳妇、准妈妈，这些只是她诸多社会角色中的一部分，不能因此丢失了自己的社交圈。

　　"生活，是属于自己的。一个阳光快乐的家庭，一个忠实幽默的伴侣，是你的最大财富；家人正确表达的爱，是最好的灵丹妙药。"

顺产改剖，是因为妈妈怕疼吗？

　　午饭后，办公室没人，森哥坐在办公桌前看阿德里安·戈兹沃西写的《恺撒：巨人的一生》。

　　娟妹一阵风似的跑过来坐下："森哥森哥，刚才我去巡房，看到76床产妇哭得稀里哗啦的，劝了好久，她到现在还没缓过劲儿来。"

　　森哥放下书，好奇地问："76床？今天凌晨5点多刚做的剖宫产呀。生宝宝是件多么高兴的事儿，为什么哭呢？这样会产后抑郁的呀！"

　　娟妹叹了口气："唉，我大概问清楚了。产妇的婆婆早上一边给宝宝换尿片，一边自言自语：现在的年轻人，真是受不了苦，生个孩子都生不出来。

　　"产妇刚刚做完手术，躺在床上动也不能动，腰上像有一万只蚂蚁在咬，肚子像有一百个人在踢，可所有的痛苦，比不上她婆婆说的这句话虐心。她立刻泪如雨下，几个家属都在宝宝旁边忙来忙去，连个帮她擦眼泪的人都没有，这梁子算是结下了，估计日后婆媳关系很难相处。"

森哥唏嘘不已："我是管床医生我知道，76床产妇很努力的。昨晚她在产房表现得很勇敢，一直配合助产士的工作，检查那么多次，从来不娇气。生孩子，哪是能吃苦就能行的事情呀？如果每个人都那么顺利，还要我们妇产科医生做什么呢？

"怀孕晚期，我们会根据宝宝的体重、胎儿方位，妈妈的身体情况、骨盆大小，综合判断孕妇有没有试产的条件。我们会和孕妇充分交代病情，问她们愿不愿意'阴道试产'，只是大家习惯说成愿不愿意'顺产'。生孩子，只能走一步看一步，宝宝最后能不能顺利生下来，不到最后一刻，谁也不敢打包票。

"拿76床来说，她昨晚出现规律宫缩，临产后送进产房，开始宫缩没那么强，胎心监护一直都是正常的。随着产程的进展，宫缩逐渐加强，宝宝忍受不了一阵一阵的缺氧，从而出现胎心监护图形的异常。就像跑马拉松，刚开始的时候大家都能跟上队伍，可半程之后，明显地层次拉开了，有的运动员如闲庭信步，有的运动员如双腿灌铅。

"产房的医务人员发现胎心监护异常，立刻消毒后人工破膜，我们要看看羊水的情况。正常时羊水是清亮的，有时里面混有白色的胎脂。如果宝宝在子宫里缺氧，肠蠕动亢进，肛门括约肌松弛，胎粪会排到羊水里。羊水混有胎粪，就会呈黄绿色、黏稠状，我们称为羊水污染。这个时候，我们要全面评估一下，看看宝宝能不能坚持下去，要不要让宝宝尽快脱离缺氧的环境。

　　"76床产妇真是一位优秀的妈妈，整个怀孕期间定期产检，每一堂孕妇课堂都认真听讲，宝宝的体重控制得也挺好，就6斤多一点儿，可以说从一开始就做好了自然分娩的准备。

　　"现在孕期科普那么多，大家都知道顺产好，谁没事儿愿意在肚子上划条口子呢？对妈妈对宝宝都不好。她是为了宝宝的安全，当听说宝宝在肚子里有危险，短时间又生不下来，自己要求立刻做剖宫产。

　　"手术台上，把宝宝掏出来，我们才发现脐带扭得像麻花似的。你拿根吸管试试，直直的喝水很顺利，扭上十几圈的，轻轻一压就吸不了水。脐带是宝宝的生命线，全靠这个供氧，吸管吸不了水，就像宝宝的脐带没办法从母体获得氧气，一阵又一阵的宫缩，只会让这种缺氧越来越严重。

　　"我很讨厌有些家属大大咧咧的样子，家属怎能明白妈妈们在产房遭遇的情况呢？好像妈妈们生孩子就像拉泡屎似的顺理成章，好像妈妈们大呼小叫就是矫揉造作，好像妈妈们顺产改剖就是自己不作不死。

　　"真正娇气的妈妈，是没有勇气接受试产的，不管医生如何解释，她会从一开始就打定主意要求剖宫产。肯进产房的妈妈，都是值得表扬的。从这一刻起，她已经决心迎接挑战，要把宝宝生下来。无论她在产房是哭泣还是吼叫，是意志坚定还是左右摇摆，只要宝宝安全，再疼她都愿意坚持。

"所有的人都知道顺产好，可不是每个人都能顺产的。产程过程中，胎儿宫内缺氧、宫缩乏力、胎盘早剥、头盆不称、脐带脱垂、产程停滞……任何一种情况，都有可能需要顺产改剖宫产。

"为什么妈妈们临产以后要进产房？因为那里有一对一的助产士，有一刻不停的胎心监护，有完善周全的抢救设备，妇产科值班的时候，重中之重就是产房。严密监测，丝毫不敢马虎，发现异常，立刻积极处理。我们会选择最合适的方案，不论是继续试产，还是立刻剖宫产，目的就是尽量保证母子平安。

"像76床这种，如果不是及时发现，如果不是立刻改剖宫产，宝宝可能会在妈妈肚子里持续缺氧，可能会把胎粪吸到肺里面，可能会出现重度窒息，可能会出现脑瘫，可能会出现围产儿死亡，这是谁希望看到的情况呢？

"坚持了这么久，遭受了那么多罪，最后为了宝宝的安全而挨上一刀，好好的肚子上留下一条长长的疤，要流更多的血，要受更重的痛，术后还有很多麻烦事儿等着，这是她想要的结果吗？这是她不愿意吃苦导致的吗？不要张口就说剖宫产的妈妈太矫情，太懦弱，1000个分娩过程，有1000种特殊情况。

"你身边的亲朋好友或者你能顺产，不见得你老婆或者儿媳妇就肯定能顺产，无论怎样把宝宝生下来，你老婆或者儿媳妇都是值得尊敬的。每一位妈妈，都无愧于我们的赞美，她们用自己的身体，孕育了新的生命。没有懦弱的妈妈，没有怕疼的妈妈！"

加入《准妈妈，加油》品读圈，与万千粉丝分享孕产中的喜怒哀乐

坐月子，有钱请保姆，没钱跟亲妈

　　午饭后，办公室没人，森哥坐在那里看《灵魂摆渡人》，芳妹晃悠悠走过来坐下，颔首不语。

　　森哥等了5分钟，实在憋不住了，歪着脑袋看了她一眼："我的天呐，芳妹，你多少天没睡觉了？怎么这样憔悴？"

　　芳妹一下子被戳到泪点，眼泪喷涌而出："森哥，你不是妇女之友吗？你要帮帮我。生完孩子这3个月，我越来越焦虑，神经过敏，感觉精疲力竭，但就是睡不着，整夜整夜地失眠，头发一把一把地掉。知道为啥我还没休完产假就上班吗？我是实在不想在家里待了。他们现在都躲着我，说我动不动就发火，一弄就生气，我也不想的呀，可就是控制不住。有时候他们一个眼神我就会崩溃，要么想摔盘子，要么想踢凳子。知道吗？有时候听到宝宝哭，我真想拿个厚枕头把他脑袋蒙起来。我好怕我现在的样子，可我就是控制不了，你说我该咋办呀？"

　　刚到科里的时候，芳妹可是一朵水灵灵的牡丹花，《诗经》曾为其作赋："手如柔荑，肤如凝脂，领如蝤蛴，齿如瓠犀，蝤首蛾眉，巧笑倩兮，美目盼兮。"3个月前生孩子，开开心心回家坐月子。没休完产假就主动回来上班，大家以为她是怕科室人手不够，舍小家顾大家，都夸她是个好同志。

现在的芳妹，发质干枯，双眼无神，面带菜色，萎靡不振。两个眼袋又黑又肿，活像两个月没进食的逃难大熊猫。

森哥起身拿来两张纸巾交到她手里，温和地说："你这是典型的产后抑郁症呀，女性生完孩子以后，由于激素、情绪、社会角色等方面发生变化，发生产后抑郁症的概率很高，统计发病率在15%—30%。通常在6周内发病，大部分3—6个月自行恢复，但严重的也可持续1—2年。你有病，得治！"

芳妹一边擦着眼泪一边说："我就是说我有抑郁症了，家里人都不信。我老公说我娇气，吃不了苦，我平时挺开朗的，不知道为啥变成这样。"

森哥问："你和婆婆一起住吧？没有请保姆吧？"

芳妹说："是呀，家里本来准备请个月嫂，可我婆婆自告奋勇过来带孩子，我和我老公想着老人家喜欢带孙子，又是自己人带孩子放心，就把月嫂退了。开始请了个钟点工，可婆婆不喜欢家里有外人，又说我们嫌她手脚不麻利，得，最后非逼着我们把钟点工给辞了。"

森哥问："你和你老公不是一个地方的吧？他是不是整天不在家？"

芳妹说："是呀，我是广东的，他是湖南的，我们是来深圳后认识的。他是IT男，整天加班，回来累得像条狗，抱着孩子亲两下，很快就上床睡了，我一天和他说不上5句话。"

森哥问："你看过《双面胶》吗？讲婆媳关系的，是个悲剧，为啥你们不信呢？你的产后抑郁症，完全是你们自找的。我见过太多太多的例子，幸福的家庭，都是和双方的父母保持一碗热汤的距离，平时各过各的，偶尔聚个餐。生孩子后需要帮手，要么请个保姆，要么和女方的父母一起住。

"生完孩子，家里陡然多了很多家务。冲奶粉换尿片，做饭扫地，最头痛莫过于一刻不停地照顾宝宝的吃喝拉撒睡，日复一日的看不见尽头，不是每个人都有那么好的耐心的。花钱请个保姆，指挥她们干，干不好就返工，返工还做不好就换人。现在人工相对而言还便宜，过几年保姆收入不会比白领低，那可是真请不起了。如果自己干不了那么多家务，坚决请保姆，老人嫌家里有外人，往往是怕花钱，我的天呐，现在能用钱解决的问题还是问题吗？

"老人家不要保姆，自己累得头晕眼花。你的妈你心疼，他的妈他心疼，那就还是年轻人多干点吧。你老公上班建设社会主义伟大事业了，你就在家洗碗拖地哄孩子了。挣那么多钱存在银行里贬值，守财奴最后变成个老妈子，何苦呢？

"经济不宽裕，需要双方父母帮忙，那也要拜托自己的父母来。生完孩子，新妈妈体内激素变化，照顾新生儿的压力大，夜间睡眠不足，很容易情绪波动大。牙齿还有咬到舌头的时候，何况是住在一起的人呢？有时候矛盾是难免的，如果是自己的亲妈，习惯彼此了解，有事直接开口，不用像和婆婆住一起，有不舒服只能憋着，憋出内伤，憋到发飙。和自己的亲妈闹掰了，第二天仍能开心地一起玩耍；和自己的婆婆把脸撕破了，我的天呐，那完全是一出宫廷斗争巨作，够你老公喝一壶了。老的哭，大的嚎，家里抹脖子的菜刀都不够比画用的了。关键人心散了，队伍不好带呀！

"你们不是一个地方的人，饮食习惯肯定不同。拿煲汤来说，你们广东人讲究三煲四炖，原汁原味；湖南人首先不怎么煲汤，做菜喜欢油重色浓、酸辣鲜香。专门为你煮个汤吧，放些葱姜蒜、花椒桂皮，你是喝还是不喝呢？喝，实在是难以下咽；不喝，你咋好意思面对辛苦了一上午的婆婆？你老公忙，其实也没准儿是躲在单位里偷懒。家里多少事呀，看起来都是鸡毛蒜皮的小事，可干得人焦头烂额。正好装作单位忙，当个甩手掌柜。

"其实这样不对的，他在家里就是主心骨，有点小摩擦及时帮忙化解一下。婆媳两个天生八字不合，再没个聪明的和事佬从中斡旋，开火是早晚的事情。"

芳妹说："咦，你的话，全部说到我的心坎里了，就是这么回事。你不知道呀，本来我和婆婆关系挺好的，大家都是有素质的人，有点小事互相也就担待了，可这次坐月子彻底把关系搞僵了。你说的煲汤，我从小喝的都是些清火滋润的靓汤；我婆婆，好心给我煮个汤，一堆花椒，一层肥油，不喝还不行，说是发奶的。她说她当年就是靠这个汤奶水足足的，才养了个这么好的儿子做我的老公。

"我喝得直翻白眼，我老公还在那里偷偷笑，我都恨不能一碗汤扣到他脑门上。好不容易等到下顿饭，又是那个汤，还不如煮碗中药给我喝呢，第二天、第三天……喝汤都把我的抑郁症喝出来了。"

森哥说："你老公，大大咧咧不注意这些事情，又不重视你的病情，这样最糟糕。他不理解你得了产后抑郁症，以为你娇气，以为你矫情，以为你就是和他妈不对路，这样不好，不重视问题就不会想着解决问题，你要和他好好沟通一下。

"近年来，因为产妇的产后抑郁症使得家破人亡的消息频频出现：2014年3月，厦门一产妇留下刚满月的宝贝跳楼自尽；2015年3月，苏州一年轻母亲将自己4个月大的孩子砍杀后自残；2016年3月，佛山一母亲捂死自己的一双儿女后开煤气自杀；2016年6月，福建一女子带着4岁的大儿子和即将周岁的小儿子跳海溺亡……你说，这是小事吗？"

芳妹紧张地问："啊，那我怎么办呢？"

森哥说："作为新妈妈，要懂得自己调整，不要给自己太大的思想压力，要学会释放自己。有心事要主动去和朋友倾诉一下；或者像今天这样，找个专业人士，给点儿意见和建议；也可以调整出一天半天时间，给自己放个假，去享受美食、看场电影，放松一下。母亲只是你诸多社会角色中的一个，虽然重要但不是唯一，不能因此丢失了自己的社交圈和兴趣爱好。

"转告你老公，说医生让他重视你的感受，好好商量一下如何把家里的人员布局改一下。坐月子，有钱请保姆，没钱跟亲妈。要么请个保姆你们自己带孩子，要么请你父母过来搭把手再请个钟点工，千万不要把老人家累倒了。让你老公一定要承担起自己的责任，不要老是打着加班的幌子逃脱家庭事务，一个成熟的好老公，他的心里老婆永远是第一位的。

"产后抑郁症以心理疗法为主，网上有很多介绍。但要相信，一个阳光快乐的家庭，一个忠实幽默的伴侣，是你的最大财富；家人正确表达的爱，是最好的灵丹妙药。"

如何判断是否产后抑郁？

产后抑郁症也有一些信号，可以帮助你判断产妇是否有产后抑郁倾向。

1. 感觉焦虑，情绪低落，经常无端哭泣；

2. 感到筋疲力尽，应付不了日常的生活，感到迷茫无助；

3. 对一切事物失去兴趣，没胃口或无法集中精力做哪怕很简单的家务；

4. 对任何事都很较真，紧张易怒；

5. 无时无刻不在担心自己的身体和孩子的健康；

6. 睡眠障碍。

　　产后抑郁症患者情绪波动很大，重症者甚至有自杀和杀害婴儿的想法和行为，所以应引起新生儿家庭的重视，并及时帮其调整心态。

我们的父母，如何有尊严地生活！

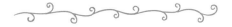

早上，主任带领我们查房。来到加4床，一位白发苍苍、满脸沟壑的老婆婆拼命咳着嗽，仿佛要把肺咳出来。

老婆婆的病史，我们提前复习过：65岁，子宫脱垂4年，门诊预约住院，准备完善相关检查后手术。入院后老婆婆检查出一身的病：高血压、糖尿病、肾结石……现在又咳得这么厉害，手术短期内是做不了啦。

主任关切地问："老人家，您咳得这么厉害，有多久了？"老婆婆一脸茫然地看着主任，主任吐词清楚地复述了一遍。

淼哥看出来，老婆婆应该是听不懂普通话，连忙拿出一张纸，在上面写道："您的家属呢？"老婆婆看看字，还是摇头，嘴巴里嘟囔着什么。

主任回头告诉淼哥："待会儿，给她家属打电话，交代病情。"淼哥点点头。大家一起对老婆婆笑了笑，主任轻轻拍了拍老婆婆的肩膀，我们先走了。

电话那头，是老婆婆的女儿，她很内疚地说自己在上班，实在抽不开身，问淼哥能不能中午等她一下。好吧，好不容易有次午睡的机会，看来又泡汤了。

中午1点，淼哥坐在办公室改病历，一位身穿OL职业装的女士满脸汗水地走进来。淼哥起身给她倒了杯水，再给她抽了几张纸巾："别着急，喝点水，擦擦汗，还没吃饭吧？"

女士一脸愧疚地说："医生，不好意思，大中午让您在这里等着，我的确还没吃饭。早上您给我打电话，我着急得不得了，一下班就赶紧过来了。对不起，我妈是甘肃人，我们当地方言很难懂，她又不认识字，给你们添麻烦了。"

淼哥笑眯眯地说："没事儿，在深圳，这种情况很常见。很多年轻人从五湖四海来到这里打拼，好不容易站住脚，把家里的父母接过来安度晚年，挺孝顺的。你们上班都是很忙的，临时请假困难，我们加加班，把患者的情况沟通一下。您妈妈这样咳嗽，有多久了呀？她生过几个孩子？"

女士喝了点水说："我们姐弟三人，我在深圳，我弟弟在上海，还有个妹妹在读大学。最近两年，我妈才从老家过来的，一直咳，听说都咳了六七年了。我经常劝她去医院看看，可她就是嫌麻烦，我平时又没空，只能这么拖着了。"

淼哥继续问："您妈妈是怎么发现子宫脱垂的呢？"

女士说："我有一天上洗手间，看到我妈换下来的内裤上有血，我虽然不是学医的，可这个年龄出血，肯定不正常啦。我一着急，在网上约了号，硬是拖着我妈来看病，这才发现的。"

森哥问："您妈妈，有糖尿病、高血压，您知道吗?"

女士满脸愧疚："不好意思医生，我平时太忙了，我让她体检，她又不肯。这次住院，您就给她全身体检一下，我有钱，您尽管检查。"

森哥笑着说："唉，您呀，这哪是钱能解决的问题呢？您平时和您妈妈聊天吗?"

女士看着地板说："我在公司里负责人力资源，经常要加班，很晚回家，匆匆吃几口饭，还要辅导一下孩子做功课，忙完就夜里10点多了。我妈白天做了一天的家务，很早就睡了，早上6点多还要起床给我们做早餐。我都告诉她请个钟点工，可她就是不干，说要是请钟点工，她就回老家。"

森哥叹了口气："唉，什么不愿意请钟点工，什么不愿意看医生，说到底，就是老人家怕花钱，怕给子女们添麻烦，他们总是为我们这些子女考虑的。"女士沉默了。

森哥问："您老公呢？他也很忙吗？他不能帮帮您吗?"

女士颔首良久，抬头看着森哥说："医生，我前两年离婚了。我前夫是独子，我们第一胎生的是个女儿，我们平时太忙，不想要老二。可他爸妈整天唠叨着抱孙子，他也扛不住他爸妈的围攻，就要生二胎。我可是害怕了，万一再生个女儿呢？当时我们住在一起，他爸妈天天在我耳边说孙子的事，一点儿也不顾及我和我女儿的感受。终于有一天，我发飙了，从此就有了隔阂，后来也就离婚了。我怕我的女儿在前夫家受委屈，一定要求抚养孩子。孩子刚上小学，家里没人照顾不行，我妈就过来陪我。我弟弟也生孩子了，我爸在上海帮他带。"

森哥说："家家都有本难念的经。中国妈妈，是世界上最伟大的，为了自己的孩子，再苦再累也肯付出。您妈妈这样，在深圳生活是很没有尊严的，她受了多少委屈，您知道吗？老伴老伴，老来相伴，为了帮两个孩子带孙辈，分居两地，一年到头见不到面。您妈妈看着比实际年龄要老，这都是累的呀！您说您上班累，可带孩子洗衣做饭更累，您知道吗？

"您妈妈这样不认识字、不会说普通话的，在深圳待着就像是在坐牢。电视没法看，广场舞没法跳，出门买个菜，都像是哑巴似的，多憋屈多难受呀。在老家，都是街坊邻居，走街串巷高兴得不得了，到处都是她的地盘。在这里，出门就是钢筋水泥、车水马龙，您让她去接孩子上下学，她都不知道在心里打了多少次哆嗦呢。

"不要说什么想让父母过来安度晚年，他们过来是在享福的吗？一方水土养一方人，离开了他们最熟悉的环境，很多人都会生病。开朗点的老人家，可以在儿女上班、孙辈上学后，出门四处逛逛；好多老人家是坐在冷冰冰的家里，眼巴巴地等着孩子们回来，好有人说句话呀。可家里人齐了，都在忙自己的事，看手机的看手机，做作业的做作业，就是没人陪老人家聊聊天，只好早早收拾收拾去睡觉。老人家睡得少，哪有真睡着的呀，就是怕给儿孙们添麻烦，自己躲在屋里，想想老家的井，想想房角的树。"

女士眼睛红了："医生，我知道的，我知道我妈妈这么多年受委屈了。我不是个孝顺的女儿，我没有关心她、照顾她，还让她一天到晚为我操劳。这一次，花再多的钱，我也要给我妈治病。医生，求求您了！"

森哥边揉肩膀边说："您是个孝顺的女儿，我们很多在深圳打拼的人，都是孝顺的孩子。只是我们有太多太多的事情，让我们没办法去尽孝心。记在，不是用钱就能表达孝心的，老人家更需要的是我们的陪伴。

"第一，给父母找个群体，让他们老乡平时多在一起聚一聚，有事儿了，大家互相帮衬一下。老乡见老乡，两眼泪汪汪；改不掉的乡音，斩不断的乡愁。

"第二，每年带父母们去体检一下，就说是单位发放的福利，钱都交了，不做白不做。老人家不是不知道体检好，他们就是怕花钱。

"第三，有条件的，还是请个钟点工。能用钱解决的问题，就不要让自己的父母太累着，爬高踩低地做家务，万一把腰闪了，您还要抽时间照顾她。

"第四，平时在家，多陪陪父母聊聊天，不要觉得单位里的事儿他们听不懂。他们看着您眉飞色舞地讲述，就很高兴了：孩子们，活得很精彩。

"第五，假期有空，带父母出去转转，逛逛街，买买衣服。老人家也是爱美的，他们喜欢什么，肯定不会明说，还是怕花钱。你们悄悄观察，他们对什么有兴趣，不要问他们喜不喜欢，趁他们不注意直接买回家。渐渐地，他们也不会在商场里为了买不买单和你撕扯了。

"第六，老吾老及人之老，任何场所，看到老人家，一定要尊重，给予方便。因为他们也是父母，我们对他们好，把一份爱心传递下去，也是对自己父母尽孝心。

"父母什么时候生日，你们记得吗？父母穿多大的鞋，你们知道吗？父母有什么梦想没有实现，你们了解吗？不是直接把钱给到父母手里，就是孝顺了。父母渐渐老去，他们更需要的是我们的陪伴。"

妇产科医生咋样生孩子

我们妇产科的尉医生，怀孕后一直正常上班，后期才没有倒夜班，周六周日查房到中午，孕40+周了，继续工作到临产前，自己开住院证，自己写好病历。

尉医生在产房笑眯眯的一声不吭，还指导身边的其他产妇做减痛呼吸；感觉快拉大便的时候，自己爬上产床，在助产士帮助下生完孩子。顺产后住满24小时，买了一些水果送到各个病区，与同事们分享一下快乐后，低调地收拾好行李回家。

妇产科医生咋样生孩子？这是标准流程，给大家看看。除了剖宫产或者阴道检查没法自己完成，她们基本都是DIY的。

那些早孕就休假、产检就撒娇、晚孕就卧床、分娩就号叫的，也不必脸红，能在妇产科生龙活虎工作的女生，肯定是女生中的战斗机，不是一般人可以比拟的。

对于大多数女性来讲，怀孕生子是一种正常的生理现象，怀孕后的种种不适，恶心呕吐、腰酸背痛、头晕气短、感冒咳嗽、口腔溃疡、胀气便秘、尿频尿痛，皮肤瘙痒、腿肿失眠……绝大多数都是正常中的"不正常"，不必过于担心。

只要定期规范产检，排除了病理性妊娠，保持健康正常的生活习惯，怀揣积极乐观的情绪心态，坚持合理适当的饮食运动，大多数孕妇是可以顺利怀孕分娩的。

在怀孕分娩这场大戏里，孕妇是女主角，男主角当然是我们的孕妇老公。当孕妇说这里不舒服、那里不舒服的时候，她往往更多的是想得到老公的关注、安慰和陪伴，你千万不要大大咧咧地说没事。

一个女人，未必生得公主命，但一定做过公主梦。长大结婚，离开父母的怀抱，和一个心爱的男人组建家庭，肚子里怀着两人爱的结晶，多希望这个男人宠她爱她守着她，和她一起感受新生命的神奇。

孕妇说不舒服的时候，老公正确的应对顺序是：深情款款地看看她，温柔体贴地搂着她，语气真诚地贴在耳边说："老婆，你又不舒服了呀？让我抱抱，都是我不好。宝宝乖啊，妈妈不舒服。来，让我帮你揉揉腿，让我帮你捏捏肩，要不我们去医院看一看？要不我们去弄点好吃的？听森哥说金器可以安胎，要不我们现在出门去把那个金镯子买了？"

家和万事兴，森哥话要听。

03

就医那些事

生孩子像春运挤火车，有诀窍！

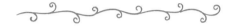

　　午饭后，办公室没人，淼哥坐在办公桌前看陈忠实的《白鹿原》。娟妹一阵风似的跑过来坐下："淼哥淼哥，真是受不了啦，这产科加床也太夸张了。我们产科47张房间里的床，可走廊上加了近40张床。人山人海，根本迈不开脚，走路都得小心，一不小心就会把人踩着了。医院没办法提供那么多临时病床，很多孕妇都是自己租的行军床，又矮又窄，做完手术拔了尿管，想起身上个厕所，痛苦得都像要扒层皮，我们看着都心疼。

　　"我们医务人员也很惨呀，都说我们是为了赚钱才收这么多病人，这可纯属躺着中枪。第一，走廊上不收床位费，只收治疗费，所有的收费还全部上交，进行二次分配，干多错多钱不多；第二，产科本身也是不挣钱的，剖宫产、顺产属于政府严控的费用，收费标准还是十几年前的水平，这么多年没涨过；第三，我们医务人员配置，本来是服务47位病人的，人手没增加，现在要服务90位病人，还要加上这么多的宝宝，常年超负荷运转，肯定增加医疗风险。我的天啦，感觉就像老牛拉破车，随时要散架了。你说，为什么这样恐怖呢？"

森哥头也不抬，继续看书："二孩来临，全国产科都爆棚，但实际上大医院产科像难民营，小医院产科门可罗雀。这事儿，要从孕妇心理谈起，不是某一个部门能解决的问题。

"第一，害怕。前段时间有篇报道说'二孩时代，孕产妇死亡翻了一倍'，这纯属危言耸听。很多孕妇宁可躺在走廊上，也要挤去大医院，都是被吓的。2016年1—6月，全国孕产妇死亡率为18.3/10万，比2015年同期有增长，但与2014年持平。深圳全人口孕产妇死亡率为8.97/10万，远低于全国平均水平。现在绝大多数的孕产妇都早期建卡，定期产检，所有的孕妇都有高危评分，什么等级的医院能接待什么评分的孕妇，都有严格规定。只要按规定产检，绝大部分孕妇是安全的，极少部分需要上级医院处理的，也会第一时间转诊。

"第二，谨慎。拿深圳来说，以前原特区外的医院生孩子的多，原特区内的医院相对少，现在这种情况完全颠倒过来了。为什么呢？以前严格控制二孩，很多人是偷偷怀孕生孩子，他们感觉原特区内的医院计划生育管得肯定很严，全都一窝蜂去了小医院。现在国家放开二孩，很多人名正言顺生孩子，并且年龄都偏大，想着要对自己好一点儿，所以哪家医院名气大，就去哪一家。大医院的产科，一下子就涌入了更多的孕妇，原来那些小医院，反倒分娩量明显下降。所以累的累死，闲的闲死。

　　"第三，攀比。国人都喜欢攀比，什么都想和别人一比高低，读书的时候比成绩，结婚的时候比排场，养娃的时候比学习……生孩子，周围的亲朋好友是在大医院生的，那不行，条件再艰苦也要去。否则以后聊起来，你在市级医院生的，我在区级医院生的，好像孩子已经输在了起跑线上。对于普通孕产妇，其实每家医院水平差不多。拿深圳来说，截至2016年6月底，深圳市共有90家具有助产资质的医疗保健机构。这些机构，全部设置了优生优育门诊、二孩门诊，为准备再生育的夫妇提供生育力评估、检查、咨询与指导，指派高年资的主任医师坐诊，为再生育夫妇进行个体化的检查与指导。每年卫计委都会定期开展产科、新生儿科医师和助产士岗位培训，组织专家对这90家机构进行考核、评估，管理严格、标准统一。

　　"第四，贪心。生孩子，只要是在普通医院，费用都是物价部门统一制定的，一级医院、二级医院、三级医院，收费没有什么明显的差别。只要符合计划生育规定，政府都给报销，最后自己需要掏的钱，真的很少。反正花不了几个钱，干吗不去大医院呢？要是有规定，不符合高危评分的孕妇，去上级医院分娩，所有的费用自付，估计大医院的产妇立马减少。"

　　娟妹吐吐舌头说："那医院怎么不控制一下呢？"

　　森哥放下书，叹了口气："医院，承担着维护人民健康的义务，没有特殊原因，是不可能限制患者入院的。我经常是让孕妇和家属住院前，先到病房实地看一看。难民营似的环境，他们还愿意住院，我们真没办法拒收。其实，他们生孩子是有好去处的，只是自己不知道而已。"

娟妹睁大了眼睛问："啊，好去处，在哪里呢？"

森哥说："患者和医务人员都怪有关部门，没有做好规划就仓促放开二孩政策，导致产科的爆棚，其实政府是很委屈的。还是拿深圳来说，2014年、2015年的分娩数分别为21.9万、19.9万，2016年预计出生人数在22万左右，与2014年基本持平，比2015年（羊年）有所增长。

"截至2016年6月底，深圳市共有90家具有助产资质的医疗保健机构，其中公立医疗保健机构49家，民办医疗机构41家，开放产科床位3778张。随着南医大深圳医院产科开业、龙岗区妇幼保健院增扩病床、宝安区妇幼保健院新院启用，到2016年底全市产科床位将达到4000张左右。宝安中医院正在增设产科，港大深圳医院、市人民医院、罗湖区妇幼保健院、沙井医院、光明中心医院等将陆续增开产科病床，2017年深圳市产科床位总数将达到4300张左右。

"假设产妇平均住院6天，一年每张产科床位可周转60人次，理论上可以满足25.8万新生儿的出生需求，今年计划分娩量22万，完全没问题。少数大医院产科，长期处于床位饱和、医护人员满负荷工作的状态；大部分二级及以下综合医院、妇幼保健机构及社会办医疗机构，床位一直有空余。

深圳市整体上产科资源充足，甚至还有缓冲余地，所以把大医院产科爆棚的责任推到没有规划好，实在不应该。唉，就像春运，明明新开了很多趟火车，可老百姓就知道挤在沙丁鱼罐头似的那几列老列车里，旁边空载的新列车干着急，因为大家不知道、不熟悉、不放心。"

娟妹好奇地问："假如我想去坐这趟新列车，在哪里可以看到信息呢？"

淼哥45度角望着天花板："网上有即时信息。深圳卫计委每天在官方网站（www.szhfpc.gov.cn）动态公布《深圳市医疗保健机构产科床位使用情况》，市民可登录网站查询后，再选择合适的医疗机构就诊。孕妇不论在哪家医院建卡产检，都会有一个编码，每次产检资料都会统一录入妇幼系统，在任何一家医院都可以看到。

"生孩子，就像春运回老家，不要一根筋挤在那几条热门线路上。网上查查信息，挑一列干净舒适的列车，一样的票价，一样的服务，一样的目的地。生孩子是个高兴的事儿，干吗把自己搞得灰头土脸呢？"

5分钟，如何让产科医生记住你？

午饭后，办公室没人，淼哥坐在办公桌前看夏目漱石的《我是猫》。

娟妹一阵风似的冲过来坐下："淼哥淼哥，烦死了。我的表妹一天到晚给我打电话，询问产科问题。我问她，明明有在医院定期产检，有问题为什么不问产检的医生，非要打电话问我呢？她说那里的医生太忙了，诊室里围了一堆人，医生和她交流5分钟就结束，出门才想到还有问题没弄清楚。返身准备再问两句，那个医生被其他孕妇围得里三层外三层，根本挤不进去，只能悻悻离去。"

淼哥继续看书："大医院知名产科医生的诊室，都是这样的。说起来一对一接诊，可就是有不守规矩的人，不愿意在诊室外等着，医生又很忙，没空一遍一遍地维持秩序。至于接诊时间短，这的确是个两难的问题。你去餐厅吃饭，好吃的地方，往往都要等位，还没吃完，就有服务员过来暗示你外面很多人在排队。

　　"你算算，一位医生，门诊出诊8小时，不喝水不上厕所，一天工作480分钟，一般看60位患者，分配到每位患者的时间，就只有8分钟。进出门、找资料、上下检查床……要浪费一点时间，和医生面对面的交流，可不就是5分钟吗？

　　"你以为医生多看病人，是为了多挣很多钱吗？挂一位主任医师的号，21块钱，到这位医生手里，不到5块钱。一位主任医师，大概需要从业20年以上，让这么一位经验丰富的医生分析、检查、诊断、治疗……她服务5分钟，得到5块钱，一分钟1块钱。是谁占了便宜？其实医生、患者都没占到便宜。如果医生花30分钟和患者沟通，患者出30块钱，估计医患双方都满意了。医生没那么累，反正聊天半小时，聊完病情聊孩子，聊完孩子聊天气，聊得患者心满意足。患者也高兴呀，30块钱，一顿盒饭的钱，有位慈眉善目的专家和她畅谈人生，肯定满意度爆棚啦。

　　"我们医院产科专家的号，基本都是秒杀的，他们现在每天基本看60位患者，如果每个患者看30分钟，那每天就只能看16位患者。这16位患者就诊满意度提高了，医生的收入不下降，劳动强度还减轻，可其他44位患者怎么办呢？"

　　娟妹吐吐舌头："我也知道，为了让更多的患者看上病，是要让接诊时间紧凑点。中国的医生，都是铁打的，流水线工作。可很多孕妇产检的时候，是有很多问题想好好问一下呀，我表妹这样的还好，可以打电话问问我，其他的孕妇可真是一头雾水，满腹牢骚。"

　　森哥放下书，45度角望着天花板："我小学五年级的时候，看过一本书，叫《如何把握最初的三分钟》。大概的意思是：两位陌生人，能不能深入交流下去，就看最初3分钟沟通得怎么样。其实，一名有经验的医生，看病5分钟，可以解决很多问题，都是老司机了。

　　"像我，一名孕妇走进诊室，怀孕多少周、有没有糖尿病、高血压、低蛋白血症、贫血、耻骨联合分离，用不着说话，看看就能判断个八九不离十。再翻翻资料，做做检查，很快就能解决问题。

　　"孕妇们去产检，发现医生不停地问来问去，开各种检查给你做，那就要小心，估计是有啥事情了。医生接诊的时间越短，说明你和你肚子里的宝宝越健康。很多孕妇想让医生记住她，或者说是就诊的时候，医生的态度能好一点儿，沟通的时间能长一点儿，获得的信息能多一点儿，其实是有诀窍的。"

　　娟妹瞪大了眼睛："什么？你是说患者要学会和医生沟通吗?"

　　森哥边揉肩膀边说："医患沟通，不是医生单方面努力，患者也要想想办法。注意一些小诀窍，虽然只有5分钟，你也能让医生更好地为你服务。"

　　第一是形象，你要清爽素雅。有些孕妇，怀孕就变得不修边幅，头发蓬乱，满脸是油，穿着一身睡衣就能满大街走。看医生的时候，你稍微收拾一下，干净利索一点儿，不是让你打扮得花枝招展，你至少不能像个土鳖似的走进来吧。

第二是态度，你要热情开朗。有些孕妇，排队时间久了，心情也不好，进门就眉头紧锁，语气僵硬，感觉就想找茬要吵架。看医生的时候，你稍微平复一下心情，进门保持微笑，第一句话：'医生，您辛苦啦。"第二句话：'您要不要休息一下，喝点水先？'我敢保证，绝大多数医生听到这两句话，心里都会暖暖的，巴不得对你好一点。

第三是规整，你要有条不紊。有些孕妇，用一个大袋子把所有的资料放在一起，坐到医生的对面，铺满一桌子的杂物，半天都翻不出需要的资料。看医生前，你把产检资料先整理一下，血常规、尿常规、超声的报告单，按时间先后顺序分三张纸贴在一起，其他资料按时间先后顺序贴在一起。医生面对这样一套产检资料，肯定会对你刮目相看。

第四是问题，你要提前整理。有些孕妇，在家想了很多问题要问医生，进到诊室全部忘记，看完医生出诊室，走了10步，想问的问题又浮现在脑海。看医生的时候，你提前把想问的问题，记在一个本子上。医生不会不回答你的问题，他只是不知道你想问什么问题。你掏出一个笔记本，一边问一边记录，医生会很乐意给你解答的。

第五是精练，你要言简意赅。有些孕妇，医生问病情的时候思维发散，半天进不了主题，说了一大堆医生还是没获得有用的信息。回答医生问题的时候，你先梳理一下头绪：什么时候开始，持续多长时间，有什么样的变化，不舒服的严重程度。把这些问题回答清楚，不要让医生绞尽脑汁地引导你回答，医生就会有更多的时间深入了解你的情况。

第六是信任，你要坚信不疑。有些孕妇，抱着怀疑一切的态度，医生开单检查，她质疑检查有没有必要；医生开个药物，她质疑药物会不会影响小孩。正规医院的专科医生，是经受过严格系统培训的，你质疑他处理疾病的合理性，会让他很不舒服。如果你认为这位医生的检查或者用药不合理，不交钱就好了，下次换一位医生。

"当然，还有一些注意事项，比如换条内裤、洗个脚什么的。有些孕妇，活动不便，一个星期不洗澡。上检查床脱掉鞋，整个诊室充斥着一股臭脚丫混杂烂草席的味道，让人想把隔夜的面条吐出来，医生会有心情和你沟通吗？"

开学式剖宫产，不如赢在怀孕前！

　　午饭后，办公室没人，淼哥坐在那里看《坚持：一种可以养成的习惯》。娟妹一脸疲惫地走过来坐下："淼哥淼哥，这几天，累死本宝宝了。你说这些孕妇，为了小孩以后上学早一年，非要提前剖宫产，走廊上加床都没地方放脚了。这连着好多天加班加点。"

　　淼哥递给她一杯水："坚持、坚持，你在妇产科都这么多年了，每年的8月底，不都是产科最忙的时候吗？都是小孩读书惹的祸。8月31日23：59出生的宝宝，比9月1日0：01出生的宝宝，要提前一年读书。男孩也就算了，女孩晚一年读书，很多父母受不了，怕女儿读完书太老，找不到婆家。"

　　娟妹一边喝水一边问："那9月初生的宝宝，出生证写成8月底的不行吗？前后差几天而已。"

　　淼哥扑哧一下笑了："所有孕妇，建卡以后，全部产检资料都录入深圳市孕产妇管理系统，不论她换到哪家医院，所有的资料都是共享的。所有的宝宝，一出生后，助产士第一时间把相关信息录入系统。每一家医院，每个月出生了多少宝宝，多少男多少女，是严格监控的。出生证是法律文书，怎么可能随便改写？"

娟妹吐吐舌头，笑着说："这些准妈妈们，为了宝宝上学的问题，也真是够拼的，宁可挨一刀。"

森哥合上书，叹了口气："唉，这些准妈妈，以为是为了孩子好，都不讲究'瓜熟蒂落'的自然道理。苹果明明就没熟，非要从树上摘下来，你就是放在塑料袋里捂熟了，那也没有自然熟的甜呀。我们医生是不会乱来的，没有手术指征，不会轻易给孕妇剖宫产的。如果我们满足孕妇提前剖出来的要求，那就是在纵容一种残害大人小孩的错误想法。

"读书，那是教育局的事，我觉得不能一刀切。香港，还有欧美国家，读书也有年龄限制，但不是这么机械地以一年中的某一天统一计算。"

娟妹好奇地问："提前让宝宝出来，到底有什么危险呢？"

森哥说："以前，足月儿定义为胎龄在37—42周之间。很多准妈妈想，反正宝宝已经过了37周，都足月了，出来就出来了，怕啥？其实，越来越多的研究表明，39周之前出生的婴儿，在发育程度上略微落后，主要体现在呼吸、听力与未来的学习能力上。新生儿约1/3的脑部发育是在35—39周之间完成，怀孕第37—39周为胎儿脑部发展的关键期。宝宝在肚子里待得好好的，又没招你惹你，你干吗要让人家出来？

"37周出生的宝宝，发生轻度和重度的阅读障碍的比例，较41周出生的宝宝分别多出14%和33%；相同情况下，基础运算能力出现困难者则多出了16%。39—41周之间的新生儿，才属于真正意义上的足月儿。满41周的宝宝，大脑灰质比满37周的婴儿多出35%—50%左右，这意味着41周出生的宝宝，智商、理解力、认知力等表现优于37周出生的宝宝。所以，没有特殊情况，我们医生终止妊娠的时间是在41周，因为41周后胎盘老化，再等下去，宝宝容易出危险。像前段时间某报纸报道的，有位孕妇怀孕50多周还没分娩，那肯定是孕周算错了。现代文明的今天，是不可能让一个哪吒出生的。

"有内外科并发症的，如果孕妇和宝宝情况还稳定，我们医生一般是愿意等到39周，再选择合适的分娩方式终止妊娠。

"当然，大人小孩有问题，随时终止妊娠。我们七八个月把宝宝剖出来的，也是经常的事。很多治疗，必须让宝宝出来。"

娟妹问："那有人托关系，非要提前把宝宝剖出来，怎么办呢？"

淼哥说："每年这个时候，妇产科医务人员都会受到各种请托。我们会把孕妇夫妻双方叫到一起，当面好好谈一下。

"第一，读书，是你家宝宝人生经历中的一个小环节，这是属于他的生活，你作为父母，强行去干预，那他以后谈恋爱、找工作、买房子……你有操不完的心呀。

"第二，天作孽尚可饶，自作孽不可活。孕妇自身有问题，或者宝宝在肚子里有问题，你剖宫产，情有可原。就是宝宝出生后猝死或者读书学习不好，也别懊恼生气。你要明白，让宝宝提前出来，是不得不做的事情。宝宝当时不出来，要么妈妈身体受不了，要么宝宝在肚子里死掉，你们做出了一个'利大于弊'的选择。

"第三，如果夫妻双方考虑清楚了，就是要让宝宝在9月1日前出来，我们也会算算日子，如果满了39周，也就算啦。毕竟读书也不是一件小事，能行的方便就行吧。我们会评估一下孕妇的宫颈条件，争取让宝宝顺产出来，反正孕周越大越容易成功。现在引产的手段有很多，不见得非要剖宫产。你摘苹果就摘苹果，没必要砍树吧。

"第四，如果夫妻双方非要终止妊娠，而孕周不到39周，那更好办。手术刀捏在我们医生手里，我们就是不剖，谁还能把我们吃了不成？医院的大门是敞开的，哪家医院不限制，那就去哪家医院，哪个医生胆子大，那就哪个医生剖宫产。反正一句话：经常走夜路，早晚遇上鬼！"

娟妹吐吐舌头："森哥，你是妇女之友，你有什么好的建议吗？"

森哥伸伸懒腰，笑着说："人是高级动物。其他动物'啪啪啪'，就是为了繁衍后代；我们人类'啪啪啪'，大多数情况是为了满足一种肉欲。有很多避孕方法让男男女女们尽情欢爱，爱她，就不要让她轻易受孕。万一有一天睡出了真感情，想生个宝宝玩一玩怎么办？算算日子。

　　"宝宝的孕产期，是按妈妈最后一次月经来潮的第一天推算出来的。月份减3或者加9，日子加7。那么问题来了，如果你想让你的宝宝8月31日以前出来，那女方最后一次月经来潮，要在11月24日之前，后推一周不要紧，但生孩子的时候，剖宫产的机会要增加。

　　"一炮打响的可能性不大，爱，是要反复做的。如果一切正常，给自己3—5次机会，也就是从6月份开始备孕比较好，12月份以后，有很多个节日，送礼物的时候，别送亿万精兵。

　　"同样的道理，如果你闲得无聊，你也可以控制宝宝的生肖、控制宝宝的星座，我是主张顺其自然的。人算不如天算，算好了未来宝宝的出生日期，你怎么知道两个人能不能过一辈子呢？永远记住，夫妻双方，才是彼此这一生最重要的人。其他，都是随缘，儿孙自有儿孙福。"

孕妇感冒，为啥被医生踢皮球？

　　午饭后，办公室没人，森哥坐在那里看《佛教的见地与修道》。芳妹气鼓鼓地走过来坐下："森哥森哥，我刚接到一个电话，我表妹怀孕了在老家，可能是最近吹空调吹感冒了。她发烧、鼻塞，咳得厉害，去当地医院看病。去产科，产科医生说感冒是看呼吸科；看呼吸科，呼吸科医生说怀孕了用药他们不敢，让去看产科。跑了一上午，后来还是分诊台的小护士好心，告诉她回去多喝水。我表妹打电话说这事儿，都气哭了，说怀个孕，医生就把她当球踢。你说，他们医生怎么这么不负责任呢？"

　　森哥放下书询问："你表妹怀孕多少周呀？"

　　芳妹说："停经才10周，前段时间刚做了早孕超声，挺好的。就最近图舒服，整天吹空调。"

　　森哥劝解道："这事儿，不能怨人家医生踢皮球，我虽然不知道她在哪个医院，但那里肯定不是个小医院。越小的医院，医生越胆大，到了诊所那就是一个医生内外妇儿全包了。

越大的医院，医生胆子越小，到了顶级医院一个妇科都能分七八个亚专科，一个医生就负责一小点儿。胆大，是因为不知道深浅；胆小，那是见多了疑难杂症。

"产科医生不敢治，那是因为停经5—12周，是胚胎发育的高度致畸阶段，药物使用非常尴尬。很多针对感冒的药物都是C级，孕期慎用。把呼吸道症状的孕妇留在产科，靠自己的经验治疗，产科医生万一没控制好，上呼吸道感染蔓延成重症肺炎、病毒性心肌炎怎么办？感冒发烧体温持续超过39℃，会增加出生缺陷的发生率，如中枢神经系统异常、心脏畸形、唇腭裂、骨骼系统异常等，怎么办？

"呼吸科医生不敢治，那是因为他知道，孕期有发热或上呼吸道感染症状的，有些是会导致胎儿畸形的。比如风疹病毒感染，和上呼吸道感染症状无法区分，其宫内感染与不良妊娠和出生缺陷关系密切。呼吸科医生是把药选好了，把感冒治好了，但妊娠相关的风险交代不清楚。万一以后这个孕妇生下个孩子，小头畸形、小眼畸形、白内障、肝脾肿大、心脏畸形、室间隔缺损、肺动脉狭窄或闭锁、胎儿生长受限，怎么办？

"前天我可是看了国内一个报道，有个产妇打官司，说医生没有充分告知风疹病毒相关风险，导致她生下来一个肺动脉狭窄、白内障的孩子，法院最后判定院方赔偿30万呢。赔钱是小事，这孩子和家庭可真是坠入深渊了。"

芳妹吐吐舌头："哇，你说的风疹病毒感染这么可怕，我们该怎么做呢？"

森哥趁机卖弄一把："首先明白一点，感冒绝大部分是病毒引起的，风疹病毒是其中一种，只是对胎儿比较危险。国内接近10%—15%的妇女风疹病毒–IgG阴性，在风疹病毒流行的时候容易受到感染。

"一般建议准备生育的女性，在怀孕前3个月常规进行风疹病毒–IgM、IgG抗体定量测定，风疹病毒–IgG抗体阴性的女性应到疾控中心注射麻风腮三联疫苗，该疫苗属于减毒活疫苗，接种后需要避孕1—3个月再计划妊娠。

"在孕11周前，风疹病毒宫内感染所致胎儿出生缺陷率高达90%，以后逐渐下降，在孕20周后感染风疹病毒一般不会导致先天畸形，但可能导致胎儿生长受限。

"孕期建议使用血清IgM、IgG抗体定量检测进行TORCH感染筛查，血清学抗体筛查阳性，不能轻易建议孕妇终止妊娠。可由产前诊断的医生取羊水标本检测风疹病毒–RNA，这是一种快速、准确诊断有无风疹病毒宫内感染的方法。

"如果孕妇不愿意抽羊水，也可以通过孕期超声或MRI检测，如果影像学提示胎儿小头畸形、小眼畸形、肝脾肿大、心脏畸形、室间隔缺损、肺动脉狭窄或闭锁、胎儿生长受限等，这时候还是建议抽羊水或者脐带血进行病原体检测，超声或MRI评估胎儿预后，请专科医生评估胎儿出生后的继续治疗，和孕妇一家充分沟通，将家属的意见和各专科医生的意见汇总一起，提交医院伦理委员会讨论，定夺胎儿去留。"

芳妹满脸错愕："我的天呐，你说了这么多，我完全听不懂，就是明白一点，还真是觉得不能给孕妇看感冒了。"

森哥笑着说："所以呀，孕妇最好就是不要感冒。怀孕后，孕妇的鼻、咽、气管等呼吸道黏膜肥厚、水肿、充血，抗病能力下降，再加上孕妇需要满足自身及胎儿对氧的需求，呼吸加速，吸入的病毒或细菌增多，因此，发生感冒等呼吸道感染的概率增加，更得注意以下情况。

"预防感冒的首要措施是接种流感疫苗，怀孕3个月以上的孕妇接种流感灭活疫苗是安全有效的。平时穿着合适的衣物，勤洗手、勤开窗，夏季使用空调后更要经常开窗换气，以确保室内外空气的对流交换。切忌熬夜，熬夜会明显降低抵抗力，引发感冒。保持适度的运动，可增强体质，提高机体的免疫力。尽量少去空气不流通、人流量特别大的公共场所，有些公共场所如果不得不去，最好戴上口罩，特别是到医院产检的时候。医院可是个大毒缸，没病的人都逛商场去了，只有病人才集中到了医院。

"万一感冒了，还是要到医院评估一下风险，上述风险发生率低，但产前诊断医生是必须要让你知道的，也是有办法进一步检测的，你有知情权和选择权。

"如果只是普通感冒，没有其他并发症的情况下，一般5—7天就可痊愈。大多数病毒没有特效药可治，少数由细菌引起，或者合并细菌感染，只要没有更严重的进展，也不用吃药。

"如果发烧，可以采用物理降温法，如温水擦浴，冷毛巾湿敷，使用冰枕，在腋窝、额部和腹股沟部放置冰袋等方法。

体温大于38.5℃时，可以使用对乙酰氨基酚，它在美国FDA孕期安全用药分级中是B级药，是孕期使用最广泛、最安全的退烧止痛药。

"鼻塞严重时可以通过吸入热的水蒸气进行缓解；嗓子疼可以选用淡盐水漱口，实在疼得厉害也可以吃对乙酰氨基酚缓解；咳嗽可以多喝点水，睡觉时抬高床头至30—45度角的方式缓解。

"如果合并细菌感染，可以在医生的指导下服用头孢类或阿奇霉素等抗生素，这些药物对胎儿没有不良影响；中药就是起到锦上添花的效果，它不是没有副作用，只是不知道有什么副作用，绝大部分药理研究不清。西药的止咳化痰药，说明书一般都不推荐妊娠期患者使用。"

患者最讨厌医务人员说的15句话

午饭后，办公室没人，森哥坐在办公桌前看梁鸿的《神圣家族》。娟妹一阵风似的跑过来坐下："森哥森哥，刚有个患者太让我生气了，挑三拣四、横竖不对，我差点儿和她吵起来。"

森哥起身倒了一杯水递给娟妹："别生气啦，都是工作，退一万步讲，这位患者即使再难缠，来到我们医院，是用腿投了票的，我们不能辜负她对我们医院的信任。病人不满意，肯定有原因，不见得是对你有意见，你可能是若干次让她不爽中的一个环节，只不过你被当成了出气筒。"

娟妹生气地说："森哥，你怎么不帮我说话呢？我们是同事呀，患者骂人就有理了吗？她是爹妈生的，我也是爹妈生的，干吗要受她的闲气呢？大不了不干这憋屈的工作了！"

森哥笑着说："我以前是个愣头青，不懂医患关系和谐的重要性；现在成熟很多，觉得提高患者满意度很重要，原因如下：

"第一，患者生病，心里肯定很难受，情绪紧张，感情脆弱，这个时候的患者是无助而敏感的，看病的过程更渴望受到呵护。

"医生平时大大咧咧、口无遮拦，可能无伤大雅；但出诊时候的一句话、一个眼神，就可能导致患者受到伤害。我曾经遇到一位患者抱怨，说在门诊看病，从进诊室到出去，医生没有抬头瞧她一眼，让她感觉很难受。

"医疗界有句名言：'有时去治愈，常常去帮助，总是去安慰'，医务人员的工作对象是人，我们不能把患者当成冷冰冰的机器。

"患者就医，不仅仅希望医生治疗疾患，也希望在医务人员的帮助下，缓解与释放紧张焦虑的情绪。帮助与安慰，是比治愈更重要的手段，医疗不能治愈每一种疾病，但积极而温暖的态度，能让患者感觉到极大的满足。

"希波克拉底有一句名言：'医生有三件法宝，第一是语言，第二是药物，第三是手术刀。'和患者发生矛盾的永远是那么几个人，智商高不代表情商高。

"第二，患者来医院，不是冲某位医生某位护士来的，她是冲着医院这个牌子来的，我们的一言一行，代表的是整个医院。

"你和她发生冲突，她在外面不会说你如何如何，她只会说这个医院如何如何。现在的自媒体如此发达，一件小事就可能迅速放大，让医院蒙羞。

"医院就像一艘大船，我们只是上面的一个水手，这艘大船是我们扬帆前行的家。你可以离开这艘船另立门户，但只要在这艘船上，你就要维护它，因为船翻了，死的不是你一个人。我只要穿着白大衣在医院里行走，遇到患者问路或者问事，肯定停下脚步，耐心倾听并尽可能地帮助。

"患者来医院的第一印象，不是手术做得好不好，不是疾病治得快不快；第一印象是厕所干不干净、工作人员态度和不和善。一个优秀的医院，如果连厕所都不能保持清洁，它的后勤保障肯定是无序的；如果向工作人员问个路都会被翻白眼，它的人文关怀肯定是不达标的。

"无序而缺乏爱的医院，如何赢得大家的信任？现在医院那么多，大家水平相近，拼的就是细节。每一位在医院工作的人，都应该珍惜医院的声誉和形象，医院是我们的家。我目前不能在医术上成为吸引患者的招牌，但我可以对每一位患者保持微笑，让他们感觉到温暖。

第三，换位思考一下，我们极个别的医务人员做得的确不能令人满意，医患矛盾不都是患者的原因。

"有些媒体经常报道医患冲突，张口闭口就是医闹；更有甚者，鼓励医务人员该出手时就出手，不要委屈自己。我的天呐，哪有那么多医闹？患者病了，来医院求医问药，只要不是让他们太憋屈，怎么可能和医务人员闹事呢？不可否认，是有一些特别偏执的患者，可只要不是精神病，都是有办法沟通的。

"耐心地倾听、合理地解释、及时地沟通、妥善地解决，有几个患者会死掐到底呢？他们是来治病的，不是来吵架的。

"《言医·序》中有云：'学不贯今古，识不通天人，才不近仙，心不近佛者，宁耕田织布取衣食耳，断不可作医以误世！'觉得委屈、觉得不值，可以离开医疗行业，360行，总有适合自己的工作，不必非要耗在医院。但既然选择了穿白大衣，我们就必须恪守'医乃仁术，大医精诚'的格言。

"我们是医务人员，是治病救人的天使，不论外界怎么看待我们，我们首先要看得起自己。"

娟妹钦佩地看着淼哥："淼哥，我真是佩服你，看你一天到晚污科普、辣鸡汤灌个不停，讲起大道理来也是一条一条的。我也就是发发牢骚，不会真和患者吵架的。你说我是她的出气筒，那有什么话会让她不满意呢？"

淼哥45度角望着天花板："良言一句三冬暖，恶语伤人六月寒。据我了解，患者最讨厌医务人员说这15句话，句句呛人，需要引以为戒——"

1. 你是医生还是我是医生？

（患者只是想倾诉，他不想质疑你的权威。）

2. 说了你也不懂，按我说的做就行了。

（患者只是想确认一下，不懂才想问嘛。）

3. 想不想治？想治就回去准备钱吧！

（患者会觉得没有人情味，有病谁不想治呢？）

4. 谁让你抽烟酗酒的？现在知道下场了吧！

（患者会觉得医生幸灾乐祸，有羞辱感。）

5. 害什么羞，医院没有隐私，不分男女。

（患者害羞是种本能，他们不能接受呀。）

6. 你们这些人，有病不来医院，现在后悔了吧！

（患者不是不愿意来，家家有本难念的经呀。）

7. 你没看到我正忙着呢，到外面等！

（患者也很焦急，给个等待的时间好不好？）

8. 别自作聪明，我让你怎样你就怎样！

（患者自己病了，难道不能对治疗质疑一下？）

9. 你知道这病的后果有多严重吗？

（患者心理负担重，医生的话让他更绝望。）

10. 我开的药你不吃，后果自负！

（患者担心副作用，医生又不吃。）

11. 没事别瞎担心，毛病是自己吓出来的。

（患者怎能不担心？这病搁谁身上都担心。）

12. 这事儿别问我，不关我事。

（患者更迷茫了，都被当皮球踢了一天。）

13. 爱咋样就咋样，有本事就去投诉。

（患者不是想惹事，不解决问题还耍横。）

14. 我就这水平，你不信任就换一个医生。

（患者开始的信任，难道就证明自己傻吗？）

15. 你太娇气了吧，有这么疼吗？

（患者是真疼呀，不疼他叫什么。）

　　换位思考，感同身受。作为一名普通医生，我愿意恪守善良，用真诚去面对病人，用爱心去帮助病人。因为有一天，我也会成为需要帮助的人；那一刻，我也希望被温柔地对待！

医生，听说你们能挣很多钱？

　　午饭后，办公室没人，森哥坐在办公桌前看秦明的《幸存者》，娟妹一阵风似的跑过来坐下："森哥森哥，昨天网上有个医生火啦！他说他年收入过百万，每年买衣服都要花20万，我有好几个小姐妹发微信给我，问我是不是真的。"

　　森哥放下书，用手机上网翻了翻："呵呵，真是热点新闻呀，有个媒体朋友，说她负责的网站后面，关于这条新闻的跟帖评论有30万条了。哟，连《人民日报》都发了评论：医生'炫富'，只要靠真本事挣钱，应该点赞。看来吃瓜群众还挺多。"

　　娟妹睁着大眼睛看着森哥："你说，你们医生是不是真的能挣这么多钱呀？我是护士我知道，我们肯定挣不到这么多钱，你们医生这么有钱呀！"

　　森哥一脸'黑线'地说："娟妹，不要听风就是雨，我是医生我知道，普通医生肯定没有他那么有钱的。我认识的医生，像他那样年收入过百万的，凤毛麟角，即使有，肯定也不是在医院挣的。那位医生公开了他的收入来源：'当医生的收入加上各种线上线下讲课、走穴，年收入大概50万，投资了朋友一家公司，年收入比50万更多。'看他的经济来源，年收入过百万可以理解，但他大部分收入是在医院以外的地方挣的。

"像他那个级别，估计医院给的收入能有20万左右，至于线上线下讲课、走穴，有几位医生能做到他那个水平呢？'投资公司，年收入比50万更多'，做生意的都知道，没人喜欢说自己赔钱的时候。谁开个公司都能年入50万，还用提L型经济、资本寒冬吗？公立医院，各个层级的医生收入能有多少，业内人士心里都清楚，大部分公立医院的医生，收入是不高的。公立医院的医务人员，绝大多数都是事业编制人员，虽说现在政府在推行去编制化，但绝大多数人还是在体制内的。如果一家公立医院的相当一部分医生，单纯在医院就能年收入过百万，即使有关部门查不出问题，政府也肯定会调控的。

"私立医院管不着，自负盈亏，挣得多分得多。只要不违法，政府就不会管你；只要不失德，钱花起来就理直气壮。公立医院不一样呀，政府每年提供了大量的资源，也在用政府的公信力在为医院背书。不说别的，现在大部分老百姓还是愿意去公立医院看病，认为是政府提供的一种福利，结果发现公立医院的医生收入竟然这么高，他们心里会怎么想？

"你认为医生学问高是精英，应该挣得多，那公务员呢？他们维护整个社会高效运转，是不是也应该拿高薪？你认为医生治病救人很伟大，应该挣得多，那士兵呢？他们守护边疆保家卫国，是不是也应该拿高薪？"

娟妹捋了捋头发，追问道："焱哥，你觉得医生不该收入这么高吗？"

焱哥笑着说："靠自己的劳动、靠自己的本事挣钱，当然是可以的，谁会嫌自己挣得多呢？钱是个好东西，有了钱，可以吃好的、穿好的、住好的。即使自己对物质没那么多追求，可老婆孩子呢？亲戚朋友呢？给老婆买几件新衣服，给孩子报几个补习班，给亲戚朋友发个大红包，这些不都需要钱吗？

"我出生于医学世家，祖上五代行医，从小在医院长大。以前傻，以为这个世界除了医务人员，就没有其他行业的存在。我爸告诉我，当医生好，不论什么时候，撑也撑不死，饿也饿不死，所以我当医生，就压根儿没想过发财。

"医生，讲究的是治病救人，如果凡事都要用金钱来衡量，请问我们救过那么多条命，多少钱一条？比如我们值一个夜班，补助不到100块钱，如果能用金钱来交换，我宁可倒找100块钱，换得自己不值夜班，在家陪陪老婆孩子，晚上舒舒服服地睡个觉。

"前天晚上值夜班，我们通宵都在做手术、收病人，一刻不停。凌晨两点，外院转来一位疤痕子宫、前置胎盘、胎盘植入的产妇。夜班4名产科医生、2名麻醉医生、4名手术室护士，还有医院总值班、检验科、输血科、ICU等科室的值班人员，不下15位医务人员在为这一位患者挑灯夜战。产妇血流如注、生命垂危，所有的值班人员都在为她奔跑。本来可以把产妇子宫一切了之，可我们都想为她做最后的努力。凌晨3点，拨通三线医生电话，简短介绍产妇的情况，三线医生二话没说，直接从家赶到手术室。

"7600ml的出血量，产妇还是乙肝'小三阳'，手术台上几位医生都知道有被感染的风险，可这个时候能说不干了吗？不干，产妇就死。一地的血，一身的汗，手术医生的裤子都被打湿了，但最后产妇的子宫被保住了，大家如释重负。

"做完这台手术，我们还要继续给其他患者做剖宫产，三线医生直接在医院值班室睡觉，她怕这位大出血的产妇出现术后并发症，而第二天她还要继续出门诊。知道折腾这一宿她能挣多少吗？估计不到10块钱。

"在手术室门口，我代表手术医生给患者的父亲和丈夫交代病情，他们非常感动，连声道谢。我是听到了，其他为了他们亲人累得筋疲力尽的医务人员，连家属的这声'谢谢'都听不到。

"请问，这个夜班值多少钱？这台手术值多少钱？

"医务人员的价值，本身就不应该用金钱来衡量。医乃仁术、医者仁心，我们可以通过其他途径赚很多钱，但从患者身上赚钱，切不可沾沾自喜。一方面，生命是无价的，用金钱来衡量，本身就是低估了自己；另一方面，医务人员面对的是生病的弱势群体，赚他们的钱，不宜太多，以免患者雪上加霜。

"这位'爆款'医生，我觉得他没错，他写精彩科普、做有偿问答、讲课走穴、投资理财，靠自己的辛苦努力，去赚阳光下的钱。他的'炫富'，也是想通过自己的具体实例，向后来的医生诠释，一个好医生，是可以拥有体面的收入，医生无须用贫困来标榜自己。

"但请不要误会了，绝大部分的医生，都是默默无闻地在一线工作，赚不到什么大钱。"

在医院想打人，怎么办？

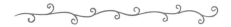

　　午饭后，办公室没人，森哥坐在办公桌前看老舍的《骆驼祥子》。娟妹一阵风似的跑过来坐下："森哥森哥，听说早上门诊有个护士被打了，太气愤了！你说，我们医务人员招谁惹谁了？看病就看病，为什么总是有人这么暴力呢？"

　　森哥叹了口气说："唉，我现在已经麻木了。打开手机看新闻，天天都能看到医务人员被打的消息，这里面原因有很多。套用一句官话：医患矛盾，和人民群众日益增长的健康医疗需求与社会主义初级阶段医疗生产力相对落后有关。

　　"第一，总体和谐。绝大部分情况下，医患关系是很和谐的。毕竟医务人员和患者之间，有个共同的敌人，就是病魔。不管在患者眼里，这个医务人员态度多么恶劣，不管在医务人员眼里，这个患者行事多么刁钻，一旦提到治病，能迅速跳进同一个战壕里。

　　"第二，压力山大。我2002年来的深圳，当时医院请北大孙教授讲课，他说全国的'刁民'占3%，深圳的"刁民"占

30%，这个说法目前还没有落伍。中国社会迅速发展，工作压力大、生活节奏快，很多人心理不健康，常年绷着一根弦，经常因为一件小事爆发。身体病了，雪上加霜，哪里都不爽，就医过程中稍有不顺，一小部分人就会歇斯底里。

"第三，情商堪忧。不可否认，有一小部分医务人员情商不高，脸难看、话难听，让患者们胸中堵着一口气；还有一小部分患者思维偏执、做事刁钻，让医务人员一开始就把对方从内心列入'黑名单'。趋吉避凶乃智者所为，可就会有人把事情弄得越来越糟，这种人，走到哪里都是处处树敌。

"第四，心高命薄。有的人天生不喜欢守规矩，在任何地方都喜欢'争先恐后'。来到医院，觉得自己才是最重要的一个，不能耽误一分钟，其他人都得围着他服务。但凡哪里让他排了队、绕了路，他就觉得自己受了天大的委屈，不找个地方发飙他堵得慌。我认识人挺多，时不时发现市里的领导在门诊安安静静地排队，人家都不搞特权，你凭什么摆谱？

"第五，落差太大。有一小部分患者，不理解医疗不是万能的，对医务人员期望值太高，认为花了钱，就必须药到病除；还有些是手术后或用药后的并发症，他们不能理解，认为医生必须把他们治成和正常人一模一样。拿'纱布门'来说，医务人员费了九牛二虎之力，把孕妇的子宫保住了，救命用的一块纱布缝在子宫，竟然能被家属索赔30万，他们不知道全国每年因为产后出血死了多少人。

"第六，谣媒作恶。现在一小部分媒体，因为自身发展需要，往往报道没底线，什么假新闻都敢上头条。缝肛门事件、八毛钱事件、丢肾脏事件、缝纱布事件……一小撮文字工作者，没有把聪明才智用在构建和谐医患关系上。他们用通俗易懂的语言，把一些很正常的医疗行为，丑化成医务人员道德沦丧、见钱眼开。一部分吃瓜群众看了，正义感爆棚，他们去攻击医务人员，还觉得是替天行道了。

"第七，普法不力。以前的报道，总是提到医务人员被打，没有提到打人者会承担什么后果。偶尔报道一下，也只是提到打人者被行政拘留三五天，罚款几百块。老百姓以为这是所有的违法成本，其实打人者结局都挺惨的。大部分情况下，闹事者的处罚没有被公之于众，怕激化矛盾。"

娟妹睁着大眼睛问："淼哥，说了那么多，你有什么好办法解决吗？"

淼哥放下书，45度角望着天花板："我前面说了很多条，其实都是废话。看得懂的，他们不会在医院里无理取闹；胡搅蛮缠的，说得再多也无济于事。某些情况下，有的人就是在医院想打人，怎么办？对于讲道理的人，我想说，凡事以和为贵，冲动是魔鬼，如果打架能解决问题，世界早就被核弹轰平了。

"第一，现在的挂号、支付系统很完善。以前看病，早上三四点要来门诊排队；现在提前一两个星期可以在网上预约医生，在规定的时间来就好，不用挤到医院耗时耗力。举个例子，以前买火车票，在车站窗口能把人挤怀孕，现在谁还那么傻呀？

一边上厕所一边在手机上把票买好，到时间上车就好了。

"第二，难免有生气、委屈的时候，需要考验你的情商，说话、语气、表情，都有可能缓和紧张的气氛。当问题出现的时候，多从对方角度考虑一下，高手在于解决问题，傻×在于制造矛盾。对方已经钻进牛角尖，你非要点燃这个火药桶吗？实在忍不住，出去上个厕所，回来可能对方已经认识到自己的错误了。

"第三，觉得受到了咽不下去的委屈，把对方的工牌号记下来，去医院或者上级部门投诉，每个医院都有投诉流程，如果受阻就到当地主管部门反映情况。医院领导，面对投诉会第一时间去解决矛盾，而不是一味袒护医务人员。投诉不要紧，有则改之，无则加勉，投诉就像一把砍刀，把医院前进道路上的荆棘除掉。

"对于不讲道理的人，我想说，今天你斗的狠，就是你明天流的泪，只要政府还在，没有谁能逃脱制裁。

"第一，以我们医院为例，所有的诊室和护士站，都有紧急报警系统，医务人员受到攻击，第一时间按响警铃，会有保安、警察陆续赶到。绝大部分的场所，都有摄像头，所有攻击行为，都会被列为呈堂证供，且不说那么多围观者。

"第二，医院看病，需要随访，一般不会有人留下假的地址和联系方式，只要一动手，跑是跑不了的。现在的网络这么发达，你一旦成为公众人物，甚至是个反面典型，很快你的信息就会被曝光。单位、学校、邻居……你和你的家人，在很长一段时间都会成为大家敬而远之的对象。

"第三，2016年7月起的一年，国家九部委联合开展严厉打击涉医违法犯罪专项行动。严打期间，涉医违法犯罪活动，处理起来从严从重从快。举个例子：某人在医院里大吵大闹甚至大打出手，影响他人的正常就诊，这就属于扰乱公共秩序，可以予以警告、罚款、拘留等治安管理处罚；构成违法犯罪的追究刑事责任。对殴打医务人员、严重扰乱医院秩序的，医院果断报警，公安机关坚决制止，人民检察院快捕快诉，人民法院从严惩处，一条龙服务。

"说实话，我觉得那些在医院闹事打人的人很可悲，不知道现在违法成本很高，超过了他们的想象。前段时间，其他医院有个门诊护士，被患者用病历本敲了一下脑袋，医院直接报警，闹事者被拘留5天。拘留所可不是度假村，蚊子多、吃得差，一般人进去1天就会崩溃。这还没有结束，还有民事赔偿等着他呢，万一他要是公务员，那就更惨了。"

找"熟人"医生，为什么宝宝还是留不住？

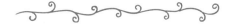

　　午饭后，办公室没人，森哥坐在办公桌前看李可的《杜拉拉升职记》。娟妹一阵风似的跑进来坐下："森哥森哥，看到今天的新闻了吗？各大媒体纷纷转载这样一条新闻：孕妇羊水破裂，医生说'等我上班了再生'，结果，那个宝宝死掉了。听说，孕妇和那位医生还是亲戚，我的天啦，这是多大的仇多大的恨，生孩子能等吗？太草菅人命了。"

　　森哥放下书打开手机，搜索了一下新闻，看完后笑了："这是无知媒体又在那里胡说八道，唯恐天下不乱。这事儿，和那位医生有关系吗？不知道他有没有说'等我上班了再生'这句话，即使说了估计也是气话。吃瓜群众不懂，以为又是不负责的医生，把宝宝害死了。媒体又在那里吸引眼球，挑拨矛盾。"

　　娟妹一脸疑惑地看着森哥："森哥，你又不在现场，你怎么知道那位医生是被冤枉的呢？"

　　森哥说："我在妇产科干了15年了，什么事情没有见过？

这事儿，我们医务人员经常遇到，只是没有那位医生那么倒霉。报道里不是说了嘛，那位孕妇，怀孕40周，入院待产，8月14日晚上忽然胎膜早破。晚上，是正常下班的时候，自己不去直接住院，非要打电话问问'熟人'医生，'熟人'医生不用吃饭休息带孩子，24小时为你医疗咨询吗？

　　"问过'熟人'医生后才去住院，住院部肯定有值班医生的呀，用不着'熟人'医生去守着吧！医院都是有排班的，医务人员不管过节放假，都是按照排班来上班，保证全年24小时有人在岗。轮到春节春节上班，轮到国庆国庆上班。所以我和我老婆是没办法提前预定时间出去旅游的，不到节前，你不知道排到哪天要上班，因为经常有人临时因公出差，排班顺序就会打乱。

　　"值班的医务人员，可以满足绝大多数情况下病人的诊疗需要，一般分一线、二线、三线。一线、二线必须守在医院，三线一般是科室主任，在家随时候命，无论半夜几点，电话一响就得冲到医院。

　　"这位孕妇住进医院，晚上肯定有医务人员在处理，可家属就是相信'熟人'医生。看报道，那位医生不是科室主任，只是一位主治医师，主治医师一般就是一线值班医生。孕妇有问题需要处理，家属不相信值班的一线、二线医生，凌晨5点开车到'熟人'医生家里，非要不值班的医生到医院去帮你处理。

　　"我的天啦，你这不是给'熟人'医生啪啪打脸吗？举个例子：有一件事，按部就班在由局长处理，所有的流程都在程序之内。你不相信局长、处长的水平，半夜三更去找'熟人'科长，让他亲自去指导局长工作，这'熟人'科长是不是扇你一巴掌的心都有？'等我上班了再生'，估计是气话。人家不上班，在家睡得好好的，被患者家属吵醒，还要求他去医院，干涉上级医生的正规处理，你这不是开国际玩笑吗？

"至于这个宝宝遭遇不幸，谁都很难受，可和这位医生有什么关系？是他不负责任导致的吗？妇产科医生心里都有一根弦：'人生人，吓死人！'千万不要以为生孩子就像拉泡屎，多少个稀奇古怪的原因，会让宝宝突然胎死宫内。都说生孩子是女人在鬼门关上走一遭，一不小心就大人小孩两条命，的确如此！举例说明，这种胎膜早破，开始好好的，后来突然胎死宫内，有这些常见原因：胎盘血管破裂、胎盘早剥、脐带脱垂、脐带扭转、脐带过短、羊水栓塞……还有其他匪夷所思的原因。

"想当年，我值夜班，遇到一位孕妇，产程进展正常，就是忽然出现胎心减速，其他医生让我去找找原因。我例行检查孕妇，不料在宫颈和胎头之间摸到脐带，怎么办？我当即用手指把缝隙撑大，不让脐带继续受压，立马叫人参与抢救。大医院就这个好处，别看破破烂烂的，真遇到抢救就看出水平了。不到1分钟，来了五六位值班医务人员。我的手撑在那里不能动，其他小伙伴立刻消毒铺台，局麻一打，2分钟就把宝宝掏出来了。要不是当时果断处理，这个宝宝轻则窒息，重则死亡。

事后肯定又是打不完的官司：产检一切都是正常的，生孩子为什么宝宝会死掉？

"说实话，不是妇产科医生，是不会理解其中的凶险和紧张的，命悬一线，争分夺秒。"

娟妹吐吐舌头："听说我们科于主任，当年一把剪刀，不打麻醉，就把宝宝剖出来了。"

森哥笑着说："妇产科医生，都有一个大心脏，面对突发事件，必须冲上去。迅速判断，立刻处理，一个优柔寡断，宝宝就在肚子里死掉了。有1000个产妇，就有1000种分娩过程，非常考验医务人员的应变能力，所以医生越老胆子越小呢，人家能在风平浪静的海面看到暗潮汹涌。

"那位产妇的家属，不信值班医生的处理，非要找他的'熟人'医生。他的'熟人'医生不来是情理之中；即使来了，可能也错过了最佳治疗时机。就像救火，其他消防员准备破门而入，你不干，非要山长水远找你的'熟人'消防队员。本来也轮不着这位消防队员来处理，就是来了，估计你家早就烧没了。"

娟妹说："那么，我们找'熟人'医生有什么用呢？"

森哥说："说实话，找'熟人'医生，大部分情况就是一个心理安慰，觉得自己有了依靠，出事了有人帮。其实不管有没有'熟人'医生，该交的钱你得交，该做的检查你得做。治疗方案都是定好了的，没有专门针对'熟人'患者的特殊治疗方案。通常，你的'熟人'医生，就是风箱里的老鼠——两头受气。

"一方面，他要提防不懂事的'朋友'24 小时全天候骚扰。半夜一个电话响起，熟睡中的老婆孩子跟着一起被吓醒。有病直接去医院呗，'熟人'医生又不是救护车司机。另一方面，'熟人'医生要厚着脸皮四处求人。医院多少个科室，多少个医生，哪可能各个领域他都很熟呢？到处赔小心、看脸色、搭人情。医院有句话：越是熟人越出事，出事都是出大事。医疗过程，双方满意还好，万一出点事情，'熟人'医生里外不是人。

"所有的流程、规章、制度，都是前辈们总结的经验，很多还是血淋淋的教训。患者不信邪，非要搞特殊，就是高速公路上飙车，看似放荡不羁，分分钟命丧黄泉。"

娟妹打了个寒战："淼哥，你说得这么严重，我都不敢帮助朋友们看病了。"

淼哥转转脖子说："能力范围内，能帮就帮一下；没能力帮的忙，千万不要多手。常在河边走，哪能不湿鞋？时时事事都想着找你帮忙，半夜还会打电话骚扰你的，基本都是很自私的人。这种人，你要躲得远远的。"

你的医务人员朋友，为什么不理你？

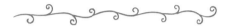

昨天7：30，淼哥赶到医院，先查看管床患者的情况。看看头一天患者有没有发烧，抽血检查的化验单有没有特殊，晚上有没有新收的急诊病人。

8：00，晨交班，夜班护士把病区所有特殊情况、手术患者、新收患者给大家汇报一下，夜班值班医生把晚上的特殊情况补充一遍。

8：30，主任带领我们大查房，制订诊疗计划，讲解特殊病例，安排培训医准备查找资料。床上有个罕见病例，需要培训医去查阅国内外文献，主任让她晚上准备个幻灯片，周三全科疑难病例讨论。

9：20，回医生办公室，主任们已经去出门诊了，一群预约好的患者等着他们。一部分医生开医嘱，实习医生去给头一天手术的患者换伤口上的敷料。淼哥递交手术申请，查看手术谈话单有没有缺漏。

10：00，患者家属到场，淼哥把第二天准备手术的患者和家属叫在一起，给他们讲解手术风险、输血风险。因为患者的隐私权和疾病的特殊性，大同小异的话，淼哥要连说4遍。让完全不懂医疗的普通人，听懂她手术会遇到的情况，是很考验一名医生沟通能力的，基本类似于一名老师给一名学生讲懂一道奥数题。

12∶20，淼哥忙完手头的工作，赶到医院食堂，基本没什么菜了。随便点了两个菜，囫囵吞枣似的倒进肚子里，准备回家。大部分医务人员住得离医院很近，方便上下班，淼哥是其中一员。如果住得太远，下午这么短的时间是没办法回家的，只能睡在值班室。人进人出，根本不可能休息。

13∶15，赶回家，随便洗漱一番，卧倒在床，刚迷迷糊糊进入梦乡，电话铃响了，有朋友咨询病情，淼哥也不好意思说什么。医务人员手机是不能随便关的，因为科室随时有事。朋友也不会明白，周一的下午14点多了，为什么这个医生还要睡觉呢？回答完问题，淼哥彻底睡不着了，忽然灵光一闪，翻身下床打开电脑，噼里啪啦地把一篇《医院，也是一个德云社》写出来。修改、排版、布图……弄得差不多，一看时间，上班快迟到了。

16∶35，淼哥连忙换好衣服，拎起背包就出门。赶到医院食堂去打份盒饭，再难吃，好歹干净卫生方便，将就一下，有得吃就不错啦！

16∶55，赶到产科，所有值夜班的医生聚集在那里。夜班产科的事情最紧急最麻烦，我们把白天没有做完的手术接下来，继续手术。胎膜早破的、臀位临产的、疤痕子宫的、宫外孕的……各种急诊病人收治不停。去医院急诊科转转，每天晚上都是人潮如织，熙熙攘攘。

20：00，淼哥坐在办公室修改病历，有多少患者，就有多少病历。出院7天，病历要送到病案室，否则他们的业务统计、患者的复印病历无法进行。白天没空整病历，只能上夜班抽空办了，中途不停有患者进来询问病情。她们的家属白天要上班，只有晚上有空，不管你是不是她们的管床医生，反正只要是穿了白大褂的，她们总是想一探究竟。

22：30，办好了一摞病历，淼哥忽然想到，今天还没有和老婆打电话。这个点儿了，只能发条微信："亲爱的，家里都还好吧?"老婆回复："孩子们都睡了，家里挺好的，安心工作吧!"

23：30，看了会儿文献，准备了一下那个特殊病历的资料，淼哥去产科、产房、计划生育科、妇科转了一圈。各个病区都是灯火通明，护士们忙着换液体、写记录;助产士们忙着守产程、接生;医生们有的忙着收病人，有的忙着做手术。

0：10，淼哥看了一下新发表的故事会，好多人表扬，一部分人辱骂，淼哥没办法逐一回复，只能把留言全部精选。微信公众号，本来就是一个人的影子，给每一位读者发表意见的权利，这是淼哥应该给的尊重。

1：00，洗澡睡觉，值班室的床，又窄又软，根本没办法熟睡。昨晚一共3名男医生上班，其他两位一出门，淼哥基本就会被惊醒。中途还会有电话，比较特殊的病情需要商量一下。

7：10，一夜低质量的睡眠，迷迷糊糊中，有住得远的同事已经走进值班室换衣服。淼哥爬起来，刷牙洗脸，从柜子里翻出中秋节剩下的月饼，就着一杯白开水咽下。

7：30，再次坐到办公室，开始昨天早上那一系列流程。

……

8：50，进手术室开始手术。今天是手术日，安排好了4台手术，不可能因为下夜班就不做了。都是预约了几个月的患者，你怎么好意思因为你下夜班就撂挑子呢？请其他同事帮忙？别人也是一堆的事呀，一个萝卜一个坑。

14：05，淼哥做完所有的手术，提前下台，请同事帮忙缝缝皮、写写记录。幸好中午猛灌了3碗免费汤，否则从早上到现在，没有喝上一口水。

手术室出去，要从4楼经过，一排沙发放在走廊，供医务人员休息一下。淼哥从那里经过，看见一个睡美人躺在那里。仔细一看，咦，昨晚和淼哥一起上夜班的产科总住院医师。

她也是昨天早上7：20来的医院，产科是比妇科还忙的科室，她白天干了一天，没得休息。

昨晚继续上夜班，淼哥可以睡一下，她从昨天17点到今天早上7点，一共做了7台剖宫产，剖出8个孩子。今天早上继续剖、剖、剖，两台手术之间，要接送病人，打扫卫生，有大概20分钟休息时间。女孩子还是要讲究矜持的，不能随便躺在地板上睡觉。

她上楼来到这里，躺在沙发上眯一会儿，等着其他医生叫她去上台。如果幸运，今天下午17点夜班医生过来接班，她就能回家，明天早上7：20再来医院。

她家宝宝，2岁左右，她每3天就这么来一次，要持续一年半。

接她夜班的妇科总住院医师，家里一对双胞胎，3岁左右，正是缠着妈妈的时候，她也是每3天就这么来一次，也是要持续一年半。

总住院制度，这是每位临床医生的必经之路，我们科里每一个行走着的医生，都是这么熬过来的。熬过总住院，就可以像森哥开始那样的，稍微轻松一点，但责任更大，任务更多。

老百姓不知道我们医务人员在做什么，以为我们都像是电视演的：和美小护聊聊天，穿着整洁的白大褂，脖子上挂着个听诊器，威风八面地在医院里展示头上的啫喱水。

苦吗？不苦！全国各地的大医院，医务人员都是这么工作的；累吗？不累！哪个大医生，不是几十年如一日地奋战在一线？烦吗？不烦，既然选择了当医生，就应该沉心静气做好自己的职责；穷吗？不穷，因为我们压根儿没时间出去逛街，没地方花钱。

有些医学生，还没真正步入临床，就开始叫苦叫累，森哥劝你趁早转行。和很多个国家的医务人员沟通过，没有谁躺在那里玩手机，就可以成为大医生的。

有些医务人员，还没有练就一身本领，就开始索要丰厚待遇，森哥劝你趁早转行。老板可以给你很高的待遇，请你先扪心自问一下，你能给老板带来什么？

有些非医疗朋友，动不动就打电话给医务人员朋友，森哥建议你先发短信或者微信。因为你的医务人员朋友可能正在睡觉、手术、出门诊……你是有空，你的医务人员朋友可能忙得鸡飞狗跳。

有些非医疗朋友，喜欢约医务人员朋友吃饭。森哥建议你尽量不要勉强，医务人员都是直性子，能帮的忙，不吃饭也会帮。吃饭很花时间的，好不容易有点空暇，他们更想陪陪家人。

医生很忙，没空吓唬你

　　值夜班，同事告诉森哥，来了一位怀孕34周的孕妇，她自己觉得这两天胎动明显减少，夫妻两个很纠结，让森哥去沟通一下。

　　森哥看完所有的检查资料：孕妇定期产检，没有特殊情况，入院后胎心监护、B超检查都是正常的。于是把夫妻两人叫到办公室，问问他们到底怎么回事。

　　孕妇老公说："我老婆一直是搂着我的背睡觉的，每天晚上都能感觉到宝贝隔着妈妈的肚皮踢我，这两天晚上就没有。还是很担心，干脆剖宫产算了。"

　　孕妇倒是很犹豫："这两天胎动是没有以前那么明显了，不过白天还是有动过的。真的有危险吗？"

　　森哥神情凝重地说："这个孕周的宝宝，孕期检查没特殊，现在胎动明显减少，十有八九就是脐带的问题。就像电话线，绕了很多个圈圈，万一继续扭下去，可能就会胎死宫内。"

孕妇蒙查查地问："你们医生，做了这么多检查，发现不了问题吗？"

森哥说："目前的检查手段，胎心、胎监、B超，都没有提示胎儿有危险。类似判断一个人有没有危险：胎心，相当于听那个人的心跳，一个20岁的小伙子，和一个80岁的老人家，心跳都是一样的。胎监，相当于让这个人跑上一段路，评估一下他的储备能力。B超，相当于给这个人做个全身体检，能够更清楚地了解他的身体状况。所有的一切做完了，没发现问题，仍无法避免这个人的猝死。

"我们目前没发现明显的胎儿异常，没有医学指征决定马上剖宫产，唯一的理由就是你的一句话：医生，我宝宝的胎动，明显少了。

"这个胎动，是你自己的感觉，这是最重要的证据，千万不能掉以轻心。医学上发现胎心异常，到胎儿死掉，没准儿就在半个小时之内。每隔一段时间，我们就会遇到一个大月份胎死宫内的病例，基本就是脐带扭转的问题。脐带绕颈、绕体，都问题不大，最怕脐带扭转。细细的脐带，连通着妈妈和胎儿，是宝宝唯一的生命通道，一旦阻断，宝宝死路一条。"

孕妇还是不甘心："医生，我什么东西都没准备，宝宝的衣服、尿片都没带。现在宝宝才34周，剖出来要进保温箱，能不能再等等？"

森哥斩钉截铁地说："不要找那么多的借口，新生宝宝的东西，都来得及准备。至于早产，一个青苹果要好于一个烂苹果，早产儿，有新生儿科医生监护，如果死了，什么都白搭。"

孕妇和她老公嘀咕了很久，决定还是先观察一下。森哥写了一段病程记录，把谈话的内容详细记录，让夫妻两人签字。把情况汇报主任，主任叮嘱护士妹妹加强监测，每隔1个小时做一次胎监。

凌晨3点，森哥正在做梦，电话铃响了。同事说那个孕妇，胎监出现明显的减速，森哥一个轱辘翻身起床，冲到病房。

果然，胎动之后一阵阵的胎心减速。森哥通知护士妹妹立刻做术前准备，孕妇还是很犹豫："医生，我的宝宝还在动呀，要不，再观察一下。"

森哥义正词严地说："再观察，宝宝就死了，必须立刻马上做手术。"

凌晨的医院，灯火通明，我们一阵忙碌，把孕妇推到手术室。麻醉医生、手术护士、助产士、儿科医生，一干人等按部就班地做好各自工作。消毒铺巾，3分钟后打开子宫，掏出小宝，真相大白，果然是脐带扭转。整条脐带像麻花一般扭转，接近宝宝肚脐的地方，直径明显变细，颜色有点发紫。所幸，宝宝出来的时候，还是能哇哇大哭，所有的医务人员都松了一口气。

做完手术，森哥心有余悸地告诉孕妇，真的好危险，差点宝宝就没了。

孕妇一脸不屑："医生，你都吓唬我一晚上了，搞得我都没睡好觉。这宝宝不是能哭能动挺好的嘛，有你说的那么严重吗？"

淼哥一口老血差点喷出来，深更半夜，挑灯奋战，一群人为了一个濒死的宝宝争分夺秒。结局是好的，孕妇倒怪起我们小题大做，故意恐吓她了。

"人生人，吓死人"，产科其实很不好干，在于怀孕和分娩的过程中，随时可能会出现特殊情况。最怕听到孕妇和家属说："医生，怀孕好好的，怎么就突然胎死宫内了呢？"

自己不定期产检，孕妇学校反复告知要数胎动，就是不放在心上。明明胎动有异常，就是要找各种各样的理由来说服自己、安慰自己，等宝宝一两天不动了，才想到来医院，为时晚矣。

纵使提前住院，医生及时把宝宝救出来。孕妇常常也是满腹狐疑："医生是不是危言耸听，为了挣剖宫产的钱，诱导我做了手术。我的宝宝万一有什么问题，我和他们没完！"

产科最有魅力的地方，莫过于前一秒风平浪静，后一秒鸡飞狗跳。任何一个不在场的医生，都没办法评估当时医生的处理是不是正确的，因为产科情况错综复杂、瞬息万变。

一个有经验的产科医生，得有以下品质：

一个好身板，能经得住熬，连做10台剖宫产还能谈笑风生。

一个大心脏，能受得了吓，能一把剪刀把不打麻醉的孕妇子宫划开。

一副热心肠，时时处处为孕妇着想，帮她们渡过难关。

一双妙手，会二指禅，能查准胎方位，必要时迅速把宫口扩全。

一张巧嘴，能说会道，在一片慌乱中，言简意赅地把问题给家属交代清楚。

一双慧眼，不放过任何细节，剥茧抽丝，发现潜伏的危险。

修炼到这个地步，后面就是考验我们的脸皮够不够厚：被误解的时候、被质疑的时候、被谩骂的时候，我们要能做到面不改色心不跳。

我们必须坚信，在最危险的一刻，我们做出了最正确的抉择；无论成功与否，我们尽了最大努力。

孕妇和家属不懂，就让她们说去吧，不是每一次，她们都能这么走运的。

医生很忙，没空吓唬你，你玩的是宝宝的命！

你若生死相托，我便永不言弃！

午饭后，办公室没人，淼哥坐在办公桌前看吉奥乔·阿甘本写的《神圣人：至高权利与赤裸生命》。

娟妹一阵风似的跑过来坐下："淼哥淼哥，昨天我在微信朋友圈里看到一张图片，是别人转发某医院蔡医生的信息，太感人了。"

淼哥接过手机看了看，讲的是有个病人死亡风险极高，家属表示放弃治疗，医生离开急诊室，半路听说病人想见他，于是折回。原来病人想把自己的器官全部捐出，让其他需要的人继续活下去。病人临死的善念感动了医生，医生决定即使生还概率极低也设计各种预案搏一搏，最终封堵破口，病人得救。

淼哥叹了口气说："唉，事儿是好事，弘扬了正能量。是患者的善良感动了医生，让医生不放弃、不抛弃，所幸最后的结局是好的。但不要小瞧了网上的键盘侠，肯定有人会质疑：瞧，本来是可以救的，医生怕承担责任，一开始放弃了。后来良心发现，事实也证明，他开始的放弃是错误的。"

娟妹瞪大了眼睛："淼哥，你的思维好奇怪呀，怎么会有人这么想呢？"

淼哥笑了笑："网络是个虚拟的世界，每个人都可以化身隐藏其中，对各种事件发表自己的看法，反正不用负责任。这样也挺好，你可以看到各种赤裸裸的人性，大家平日里彬彬有礼，不知道笑眯眯的表情下面，隐藏着什么呢。"

娟妹关切地说："淼哥，你最近很悲观呀。你的意思是，医务人员积极也不对，消极也不对，怎么做都会有人指责啰？"

淼哥放下书，边揉肩膀边说："医者父母心，医务人员的天职就是救死扶伤；医生的荣耀，就是把病人从鬼门关里拉了回来。我家世代行医，从小就在听长辈们谈论如何救治患者，每次治好一个特别棘手的病人，长辈们都会兴奋地念叨几天。

"现在情况有所不同，最近20年，社会飞速发展，种种戾气难免滋生。各行各业都有一本难念的经，人与人之间的信任和理解逐渐淡化，医疗行业也在所难免。

"19世纪，特鲁多医生创办了第一家专门的结核病疗养院，同时，他还是美国首位分离出结核病菌的人，并创办了一所结核病大学。但是，让他名声远扬的却是刻在他墓碑上的一句话，中文翻译简洁而富有哲理：有时治愈，常常帮助，总是安慰。

"这句名言，从另外一个角度揭示了医学的真谛：医学不能治愈所有的疾病，不能治愈每一位病人；同样，病人也不能迷信医学是万能的，对医生产生不切实际的幻想。想清楚这些问题，把心中的执着与犹豫放下，一切随缘就好，做人做事要对得起天地良心。"

娟妹点点头："森哥，虽然我也看过很多暴力伤医报道，心里也很委屈，可每次和患者接触，我还是会一门心思地帮助他们。我总觉得，这个世界上还是好人多，那种蛮不讲理的患者，还是一小部分。"

森哥笑着说："你是不是觉得蔡医生的故事很感人呀，其实类似的情况，在医院里经常发生。疾病的治疗，有多种方案，医生选择的时候，会考虑到很多客观因素，患者和家属的态度，是有可能左右医务人员的决定。

"举个例子，今天早上7点30分，我接到主任电话，说我们床上有个胎膜早破、早产临产的孕妇，忽然出现高烧，肚子里宝宝的心跳也超过170次/分。夜班值班医生已经积极处理，可孕妇的宫口刚刚展开，后面要等多久才能把宝宝生下来，谁也说不准。

"肚子里的宝宝，就像树上的苹果。早产儿相当于还没熟的青苹果，不行就先摘下来，放到保温箱里捂熟；感染儿相当于被细菌侵蚀的烂苹果，一阵清风拂过，可能就直接掉在地上摔个稀巴烂。

"继续让孕妇生，每一阵宫缩就是宝宝面临的一次考验，这种宫缩会越来越密、越来越强，感染的宝宝那么脆弱，谁敢保证后面能不出事呢？权衡再三，大家最后决定急诊做剖宫产，免得宝宝在肚子里越来越危险。

"推到手术室，麻醉医生迅速打好麻醉，孕妇躺平后主任又查了查宫口，我眼看着她皱起了眉头。主任问孕妇：'现在宫口开了4厘米，进展比我们预期的要快，要么按计划立刻手术，要么给自己一个机会，我们守在这里试着生。但是胎儿有可能出现缺氧，有可能出现窒息，也就是说，结局不好，还不如现在直接剖了。'

"我当时就凌乱了，话都是实话，可一般的医生不敢这么说呀。麻醉都打好了，儿科医生也到场了，手术室护士已经把器械点好数了。按我们的速度，消毒、铺巾、切皮，取出宝宝，估计不用3分钟。箭在弦上不得不发，我这都快撒手放箭了，主任叫了个暂停，这可不是什么开玩笑的事情。

"第一，手术室的手术一台接一台，我们要是耽误得太久，后面的手术安排全部打乱；第二，本来几分钟的手起刀落，变成了不知道多久的提心吊胆；第三，我们守在这里无可厚非，麻醉医生、手术室护士、儿科医生、产房助产士，一群人要耗在这里；第四，生下来了，宝宝没事，会有人说：看，夜班医生的判断是错的，这个孕妇明明能生的，非要拉到手术室，水平真差；第五，生下来了，宝宝有事，会有人说：看，非要逞能吧，人家夜班医生都决定了的事情，非要出了事儿才安心；第六，没生下来，还是剖了，会有人说：看，不到黄河心不死，让孕妇生，最后还是剖一刀，害得人家遭两茬罪。

"我们一群人停下手里的工作，静静看着孕妇，等着她的回答，心中百猫乱挠，脸上一片平静。

"孕妇说：'我住得很远，专门跑到你们医院来生，就是相信你们医院。医生，我什么都听你的，放心，就是出了事我也能理解。'

"主任立刻张罗我们改变体位，搬来胎心监护仪，她连推带扩，硬生生把宫口扩全，助产士在手术室把宝宝接生了。宝宝出来以后，哇哇大哭，整个手术室的气氛终于缓和了下来，大家一片雀跃。没有人因为多干了活儿而郁闷，孕妇也热泪盈眶，是呀，她少挨了一刀。

"走出手术室，主任和我满身是汗，我心有余悸地问主任：'您不怕出事吗？'主任叹了口气：'我也是很犹豫呀，剖了也就剖了，可孕妇说是信任我们医院才来的，我们总不能辜负了她这份信任吧！'"

娟妹听得兴奋不已："没想到，你们早上还在手术室玩了这么一出呀，外行人可能不知道里面的种种纠结，我能够理解。人生人吓死人，你们是把责任全扛在自己身上了呀，孕妇少挨一刀，恢复快，奶水好。"

森哥点点头："这事儿，真的很考验医生的心脏，没两把刷子可不敢这样，责任实在是太大了。产科情况瞬息万变，不到最后一刻，谁也不知道结局是什么。产程过程中，我们会同孕妇和家属反复交代病情，他们的态度和想法，肯定会左右我们的决策。

"有时候，是你救了自己，你的信任与理解，让医生更有胆量去尝试一下。或许就是医生使劲儿努力的最后一把，改变了你的命运。你若生死相托，我便永不言弃！"

请记得对护士微笑

　　一大早来到办公室，看到主任闷头吃饼，眼圈略红，淼哥连忙问她怎么啦，主任说自己心里堵得难受。

　　本院某同事，拜托主任帮忙，说她老公的同事想住院剖宫产。主任经常告诉我们：医生，又不能帮别人升个官，又不能帮别人贷个款，也就看病能行行方便，找上门是相信我们，又是本院同事开口，能帮就帮一下。

　　昨天收治入院，安排床位，错过了预约手术的时间，还让淼哥和手术室护士、麻醉医生逐一说好话，请帮忙加做第二天手术，处处求人下一切安排妥当。

　　今天早上主任刚到办公室，夜班护士就很委屈地告诉她，大家知道那个孕妇是熟人，对她都很客气。结果孕妇半夜突然胎膜早破，在病房又哭又闹；她丈夫在走廊大喊大叫，非要医生立马出现，说出事了谁都吃不了兜着走。

　　护士妹妹说医生在手术室连轴做手术，晚饭都没顾得上吃，自己当时好心劝他们别着急，没啥事。结果产妇老公冲上来差点儿要打她，我们的护士妹妹直到现在仍心有余悸。

主任觉得自己给同事添堵了，连忙给护士赔不是，说对不起对不起。主任说自己太郁闷了，八竿子打不上的一个病人，深更半夜骂我们护士，觉得自己很不应该，还要帮病人道歉，没准儿人家病人还觉得受委屈了，自己两头不是人，很想哭。

本院同事，昨晚在家睡得呼呼的，知道他朋友这么给他长脸吗？忙，不能乱帮；强，不能乱逞。你在外面叱咤风云大包大揽时，是我们在后面默默擦屁股。你的朋友低调配合倒也罢了，这么发飙，弄得我们主任赔礼道歉，下次还能在一起愉快地玩耍吗？

查完房接着做手术，连续两台都是第3次剖宫产。第一个前两胎都是在老家剖的，肚子里粘得一塌糊涂；第二个前两胎都是在我们医院剖的，打开腹腔光滑如新，连台上的护士都说明显不一样。

医生分很多种，有的很会写SCI，有的很会发明创新，有的很会讲课走穴，有的就只会看病做手术。要问手术好不好，手术室的麻醉医生和护士最有发言权。所以聪明的病人都要托熟人打听一番，这种手术，找谁做靠谱。

巡回护士认出了第二台手术的孕妇是温姐，她以前是我们医院的正式护士，前两年辞职回家，很多同事还为她惋惜。

宝宝出生，手术顺利，房间里的气氛也放松了很多。温姐说她凌晨两点多被人吵醒，她老公出门一看，原来是个猥琐的男人在走廊里呵斥护士，一群人在看热闹，护士一脸委屈，男人趾高气扬。

她老公转身回病房告诉她，幸好当年她辞职了，看那个年轻的小护士，深更半夜忙得一刻不停，跑得头发都散掉了，被一个土鳖当众辱骂，还只能忍着，这哪是人干的活儿呀！

温姐是我们的老同事，听说有护士被骂，立马起身支援。出去一看可怜的护士已经走开了，那个男人也被劝走了，本想去安慰一下那个护士，看她还在忙着换液体，也就算了。

温姐说："上一个夜班，一分钟都没得歇，那些病人像使唤佣人似的使唤你，稍微慢点儿还吼你，一个夜班给你100块钱，还要扣税，下夜班几天都缓不过劲来，家里一点儿忙都帮不上。我们护士太可怜了，天天像龟孙子似的，不是考试就是培训，各种规章制度压得你喘不过气来，还要讲服务质量，讲服务满意度。平时打个针6块，洗个头8块，这么点儿钱还是交给医院的，自己一毛钱都收不到。

"讲奉献？现在物价这么贵，房价这么高，我们医务人员有说出门吃饭不用给钱吗？有说买房给打个折吗？我老大报名游泳，一小时600块；我老二学钢琴，一小时200块；我这次请了个月嫂，一个月10000块，现在哪个行业是白干的？奉献，你奉献了，别人就会免费给你面包吃？你孩子报补习班就不用给钱？

"讲服务，视病人如亲人，我是想对他们好呀，可架不住那么多病人。我同学在国外当护士，一个人就负责几个病人，轻轻松松，当然可以讲究服务质量。在这里，所有的医生护士都像打仗似的，三个人的工作一个人做，整天忙得头都抬不起来，我不出错就阿弥陀佛了，还要微笑服务，真是站着说话不腰疼。

"讲尊严，昨天那个男的，看样子就是个土鳖，可他也敢大声吼护士，护士有错吗？就被他在那里像个孙子似的训。你只能忍着，一反抗没准儿还把你打了。

"那么多打医务人员的，好多都是打我们护士，看我们弱小好欺负呗！你说出了个啥打击医闹活动，好，无端端被扇一耳光，警察来了，把他抓进去关3天，赔500块钱，这不是逗你玩儿吗？我稀罕他关三天呀？我就想让他消失。

"护士也是妈生爹养的，从小没被人骂过，都是爸妈的心头肉。这下好了，上个班，钱没挣到啥，累得像条狗，还莫名其妙被打一顿，你让家里人怎么想？

"虽然我读书没你多，可我就是敢闯，啥正式员工呀，我护士都能当好，啥脏活累活干不了？现在我自己开了个公司，交税纳费，遵纪守法，谁也不敢把我怎么着。你教授又怎么样，你博导又怎么样，我敢说，现在这医院没谁挣得比我多。做个剖宫产有医保我基本不掏钱，自费自己也就掏个几千块，我家养的狗看病都比我花钱。

"焱哥，我知道你喜欢写故事，可你写那么多故事有啥用呀，你挣到钱了吗？天天扯些没用的事，要不辞职跟着我干吧。"

焱哥平时挺幽默的，听了她这一番话，再想想我们主任早上的委屈，竟然连句反驳的话都说不出，如鲠在喉，心压巨石。

　　如果上医院，请记得对护士们微笑，因为她们拿着如此微薄的工资，做着最辛苦、压力最大、最温柔的工作。如果你对他们不好，等你生病的时候，也许就找不到这么好的护士来帮助你了！

我幸运得到两罐饮料

夜班遇到个病人，进到诊室后森哥招呼她坐下。病人看了看凳子说她站着就好了，森哥只能仰视问诊。

孕龄期女性，停经43天，森哥准备书写病历。患者说，随便看看就好了，不用买病历本吧？

森哥解释道："看病肯定要有病历本的，否则过了一段时间什么都不清楚了，没有病历本没法记录呀。"

她犹豫了一下出去买来一个病历本，森哥一边询问一边书写，告诉她首先要确认有没有怀孕。

患者坚决否认最近有过同房，森哥让她签字确认此事。她生气了："这是你们医生的事，干吗让我签字承担责任？非要我买个病历本，还在上面写字，万一病历本被其他人拿走了，我的隐私被泄露了怎么办？你们这么好的医院，怎么有你这么不负责的医生？"

森哥无语哽咽说："这本病历我写字了，没法退。实在不行，我赔你一块钱可不可以？"

正好有个晚孕出血的产妇过来看结果，森哥拿过那个孕妇的产检本记录。前面那个患者不干了，说："这么大的桌子，为什么把别人的病历本放在我的病历本上面？"

森哥连忙道歉，说身上没带钱，待会儿就去借一块钱还给她。孕妇老公好心地从包里掏出一块钱说帮忙出了算了。

患者更生气了："关你什么事，做什么好人，用你掏钱吗？"说着把那一块钱扔到孕妇身上。孕妇老公脸色马上变了，森哥连忙安抚："别别别，谢谢你给我一块钱，快回家休息吧。"

孕妇一家走了，诊室里又只剩下我们两个。患者把那一块钱拿起，华丽丽地撕碎，丢到垃圾桶上。森哥那个心呀，真是万马奔腾。

强压住胸中那股气，森哥估计她不是善茬。立刻当她面掏出手机，打开录音机，开始背教科书上的关于她这种情况的诊疗规范。说着说着，森哥汹涌澎湃的心情也逐渐平复，看到她手里拎着个大袋子，森哥还好心让她放在旁边待会儿再拿。

超过40分钟，对方夹枪带棒，森哥滴水不漏。从月经讲到闭经，从西医讲到中医，反复交代检查原因和治疗过程后，她看森哥一直未乱阵脚，于是又让我赔她买病历本的一块钱。

森哥指着垃圾桶上破碎的一块钱说："刚刚给过你了呀？"她说："那是别人的，不是你的，你答应要赔我一块钱，说话不算数了吗？"

正好门口有同事经过，森哥又去借了一块钱，双手放到她面前的桌子上："这次可不要再撕了。"

她拿起钱一边折叠一边说："我还担心你这钱上面会不会有细菌病毒什么的呢。"紧接着，从随手拎着的袋子里拿出两个易拉罐。

　　淼哥开玩笑说："请我喝饮料呀？"她淡淡地点点头："快抓紧时间喝吧，医院病菌多，一会儿就不干净了。"

　　淼哥忽然一下特别感动，站起身子，本来想握握她的手或者拍拍她的肩膀，犹豫了一下放弃了，再叮嘱了几句，送她出了诊室。

　　很多暴躁古怪的病人，其实是有非常大的心理压力，长年累月的精神负担，会让他们游离于崩溃边缘。有时候一句话或者一个眼神，就能压垮他们的玻璃心。为啥有医护人员觉得自己无辜被打？你只不过成了最后一个出气筒。

　　两罐饮料，还好是摆在桌上请医生喝，万一暴怒之下抢起袋子砸在医生的脑袋上呢？淼哥是幸运的，多亏长得一脸憨样。

遇到这九种患者需格外谨慎：

1. 看过3名以上专家。

2. 满嘴都是专业术语。

3. 主动和你探讨手术怎么做。

4. 一见你就泪流满面，说你是救星，甚至下跪。

5. 到处是疼痛点。

6. 行为古怪。

7. 总皱眉头，面相不善，尖酸刻薄。

8. 一上来就问，我这病是不是被×××误诊了?

9. 一上来就埋怨，谁谁谁治疗过，把我治坏了。

私立医院医生给我上的课！

　　深圳人聚餐，喜欢呼朋引伴。大家来自五湖四海，因为张三认识李四，李四认识王五，约着晚上一起吃饭，王五顺便把淼哥叫上了。一群人推杯换盏，好不热闹，淼哥坐在餐桌一角，闷闷不乐。王五终于忍不住了："淼哥，大家朋友出来吃饭，你皱着眉头那么扫兴干什么？菜不合胃口么？"

　　淼哥悲愤地说："你们没有看新闻吗？山东莱钢医院，有位儿科医生被砍死了，家里孤儿寡母，这日子怎么过呀！"一群人顿时默不作声，良久，一位络腮胡男子举起酒杯："唉，来！让我们喝了这杯酒，祭奠那位逝去的医生。"

　　淼哥抓过酒杯，一饮而尽，略带哭腔说："5月份，中山医的陈仲伟主任被砍身亡，全国医务界为之哀悼，朋友圈的大部分医务人员，都把自己的头像改成了黑丝带。今天可好，国庆节大假，该出游的出游，该玩乐的玩乐，只有几个人在转发这件新闻。好像什么事情都没有发生，连一个挂黑丝带的都没有，这是怎么了？大家麻木了吗？"

　　络腮胡男子给森哥添上酒："你呀，也不要怪人家。好不容易放长假，大家都在休息，肯定不如平时那么关心这些事件。"

　　森哥再次鲸吞，重重把酒杯搁在餐桌上："这个社会是怎么了？为什么天天砍医生？我们医务人员，就是治病救人，没有别的想法。节假日要值班，老婆孩子没办法管，累死累活挣不到几毛钱，还要搭上性命，有地方说理吗？"

　　络腮胡男子夹起一块肉，放在森哥的盘子里："森哥，想开点吧，我也是医务人员。我觉得在你们那种医院，这种医患矛盾是没办法避免的。"

　　森哥瞅着他："你是私立医院的？"

　　络腮胡男子笑着说："咋啦，私立医院的医务人员，就比你们低一档次吗？我的收入比你多，患者满意度比你高，工作比你轻松，老婆孩子有空陪。我们的诊所，高端大气上档次，哪像你们医院，整天闹哄哄的像个菜市场。你凭啥瞧不起我们？"

　　森哥愤愤地说："你们是以挣钱为目的，你们的动机不纯。"

　　络腮胡男子呵呵一笑："我承认，我们是以挣钱为目的，但我们让患者心服口服地掏钱呀。我们又不偷又不抢，明明白白收费，分文不少缴税，我们是通过优质服务去赢得顾客的信任呀。你说你们不是以挣钱为目的，你们公立医院的医务人员，天天叫嚷着提高收入为什么？追求仁心仁术，那就好好服务更多的患者。医者父母心，患者的病好了，你们的幸福感就来啦。哪有父母因为照顾孩子辛苦，一天到晚要求政府涨工资的？"

森哥一时语塞，络腮胡男子继续说道："我们这种诊所，也是相当规范的，和以前那种私立医院做法不同，我们不是靠坑蒙拐骗来挣钱的，我们只是精准定位。你们公立医院，是要承担社会责任的，不能挑病人。也就是说，一位年收入2万的民工和一位年收入200万的富豪，只要挂上号，诊疗是一样的，这就是你们所谓的一视同仁。

"这样好吗？对于民工来说，他认为是理所当然；对于富豪来说，他当真是憋屈难受。富豪的时间是很宝贵的，他不在乎掏多少钱，他只在乎就诊的医生能不能迅速快捷地帮他把病治好；他只在乎就诊的医生，能不能热情耐心地听他诉说病情；他只在乎就诊的时候，能不能有人专门为他服务；他只在乎就诊的医院，是不是有个干净整洁的环境。李嘉诚看病，从来都是开张空白支票给他的医生，你让他在一家菜市场般的医院挤着，比杀了他还难受，人家需要的是服务，不需要省钱。

"你们公立医院，医务人员累得像条狗，哪有心情和精力去服务好那么多患者？能把病看好就不错了。人家患者排了半天的队，进到诊室好不容易见到医生，那医生板着一张像是欠了5万块钱不还的脸，还没说上4句话，医生就噼里啪啦把药开好，直接叫下一个人进来。我知道你们医生辛苦，我知道你们医生受了别人的气，可这和我患者没关系吧？你们不能把别人给你的负能量，转嫁到我的头上吧？我又没得罪你。

　　"我们收费是高一些，可我们诊所的环境好，空气好，厕所里都是香喷喷的。患者从进门的第一刻起，就能感受到温暖，感受到重视，感受到尊严。我们私立医院的医务人员服务意识都很强，为什么？我们是真的把患者当成衣食父母。人家来，你把病看好，让别人舒舒服服的，你就能挣到钱，这有什么错吗？

　　"收费高，来的都是些有钱人，这些人绝大多数都是受过高等教育，素质很高。他们对我们医务人员都是客客气气的，从来不会对我们呼来喝去，很尊重我们。你看你们公立医院那些病人，相当一部分就是贪便宜，尽可能花小钱办大事。这种人，你厕所里的纸都能给你薅回家，你给他治疗，是要承担很大风险的。他不会理解'医疗不是万能的'这件事，只能理解'拿人钱财替人消灾'这件事。倾家荡产看病，病没有治好，人家肯定是要和你拼命的。"

　　森哥哽了半天，说："你们水平有限，很多病还是要到大型综合医院，这些都是公立的。"

　　络腮胡男子说："如果有利润，大型私立综合医院分分钟也会起来。这个世界，最不缺的就是钱，有钱赚，什么平台都能搭建。政府也为难呀，大型综合公立医院，支出很大，收费很低，每年要往里面投很多钱，这就是个无底洞。你看全世界哪个发达国家，是政府无底线包老百姓看病的？高福利对应着高税收。

"现在政府两头为难，一方面医务人员要求涨薪，一方面老百姓要求优质医疗服务，这归根到底就是一个字：'钱'。巧妇难为无米之炊，与其养那么多公立医院，倒不如放开市场，让价格回归价值。医务人员，你值那么多钱，私立医院自然会让你赚得盆满钵满；老百姓，你有多余的钱，私立医院自然能让你体验当上帝的感觉。除此之外，就没什么好抱怨的了。"

森哥想了半天："可我还是不想离开公立医院啊。"

络腮胡男子说："目前的大型综合公立医院，还是个壁垒森严的碉堡，大树底下好乘凉，很多事情不用你去操心。但社会在变，你一定要积极应对。公立医院继续做大做强，你不愁吃喝；万一有一天土崩瓦解，你一定要有生存之道。当年那么多大型国企，不是说没就没了吗？兄弟，听我一句劝：与其愤世嫉俗，不如狠练内功。狗行千里吃屎，狼行千里吃肉，这个社会，最终还是靠实力说话的！"

第一个碰触孩子的无名英雄

　　5月5日，是国际助产士节。1991年5月第一次国际助产士节由国际助产士联盟（ICM）发起，用来感谢这些为孕产妇做出巨大贡献的人群。

　　妇产科医生上夜班，打交道最多的便是助产士。他们必定是通宵达旦地操劳，关于他们辛苦的事迹不胜枚举。

　　半夜接到他们的电话，偶尔答话比较生硬，淼哥经常事后向他们道歉：不好意思，刚刚说话有点冲。

　　我们科的助产士，可爱又坚强，有理有据但又柔情似水地和医生打着交道。淼哥非常尊重他们，查产妇的时候总是会请他们帮忙把把关。术业有专攻，产程处理中的经验，不是靠课本能说得全的，没有几十年如一日的浸润无法臻于完美。

　　我们科的助产士，敬业爱岗，水平高超。产妇能不能顺利分娩，助产士因为全程陪产，了解得更加全面；产力、产道、胎儿的耐受能力、产妇的精神状态，他们掌握第一手的资料。忽视他们的意见，医生难堪，产妇痛苦。

我们科的助产士，各个如花似玉，婀娜多姿。可接产过程中一直在和屎尿羊水打交道，弯腰驼背地守着产妇，一干就是好几个小时，淼哥是没那个柔韧劲儿的。她们的腰呀，哪有几个好的？

经常看到查宫口的时候，一泡尿直接洒到助产士的胳膊上。

经常看见接生的时候，一股羊水直接喷到助产士的脖子往衣服里面流。

经常看见缝针的时候，一摊血直接流到助产士的裤子上鞋子上……

谁不是爹妈生老公宠孩子爱的？没有一份对助产事业的热爱，谁能坚持在产房工作？

助产士行业不同于医生也不同于护士，既辛苦又责任大。俗话说："人生人，吓死人。"全球每年有超过34万妇女在怀孕和分娩期间死亡，有800万人产生分娩相关并发症，而助产士在减少孕产妇死亡和患病方面起着至关重要的作用。

当爸爸看到哇哇大哭的小宝宝笑逐颜开的时候，有没有想过是谁呵护着他顺利通过生命之门？

当家属看到筋疲力尽的妈妈心疼不已的时候，有没有想过是谁陪伴她艰难度过一生中最疼痛的煎熬？

当妈妈恢复婀娜身段，孩子逐渐茁壮成长的时候，有没有想过那些助产士们腰酸背痛腿抽筋？

看看身边的孩子，想想那些无名英雄，那些第一个触碰他们的助产士们吧。

　　助产士们，节日快乐，你们辛苦啦！快乐的家庭离不开你们辛苦的奉献。

产房祝姐

夜班上楼的时候，祝姐叫住我："刘淼，过两天我就退休不来上班了，就此告别。"我鼻子一酸，强颜欢笑说："啥呀，有空就回来看看我们，这么近，拐个弯就来了。"

一晚上心里都很堵，祝姐真的退休了，虽然知道这一天早晚会来。十几年前来到产房轮转助产士，我还是个小嘎嘣豆，啥也不懂，是各位老姐姐一点点手把手地教我，毫无保留地把她们数十年的经验传授出来。直到今天，值班有她们在我都会很安心，有啥拿不准的总想请她们帮忙把把关。

十几年过去，淼哥仍然一事无成，老姐姐们却一个接一个地离开产房了。助产士们真辛苦，风险大，责任重，没日没夜地当个接生婆。

她们经常不能按时吃饭，通宵达旦地守着产妇。接生的时候弯着腰，一弯就弯一两个小时，淼哥偶尔上去帮忙缝几针，下台都是腰酸背痛。

带我的张巍颖老师，熬夜累得第二天胃大出血；温柔敦厚的林冬霞，年纪轻轻累得腰椎间盘突出；大着肚子的助产士，冒着流产的风险守着别人生孩子；祝姐也像模像样地戴起老花镜读书写字了。

祝姐是个好人，踏实肯干，谦虚谨慎，心地善良，乐于助人。我经常没大没小地和她开玩笑，她对我也非常好，经常指出我的缺陷，告诫我临床需要注意的地方。我很信赖她，从没想过有一天她竟然离我而去。

可这一天终究还是来了。主任本想给她办个欢送晚会，她极力推辞。主任说祝姐一边感谢一边痛哭，她说她实在离不开这个集体，她怕在欢送晚会上泣不成声，就想悄悄地离开，离开这个她深爱的战斗了十几年的地方。

祝姐是个好人，她说她不用再这么辛苦了，后面她要陪家人好好过过正常人的生活，不用再熬夜班，不用再被病人催，不用再累得直不起腰，她希望能和老公舒舒服服地过过小日子。

此时的我泪流满面，我为她哭泣，也为自己哭泣。我们的青春与热血浇灌在这片热土，曾经的激情，曾经的抱负，曾经的辉煌，竟然在时间面前化为回忆。

产房里，新的一批助产士已经能挑起大梁，她们年轻而又充满干劲，热爱这个集体，看着她们我想起了当年的自己，抽血、打针、画体温表……总是那么开心。

我是个恋旧而感恩的人，每一个帮助过我的人我都终生不忘。带我的老师一个接一个离开她们的工作岗位，我真的很难受，我希望永远和她们在一起。

今夜，让泪尽情地流吧！是祝姐的善良换来了我的眼泪，无论再过多少年，我都会念她的好。

希望我退休的一天，也能有人在黑夜里静静地想想我，认为我是一个好人，能情不自禁地为我的离开而流下眼泪。

相见不如怀念，十几年的同事，一辈子的朋友。长辈的呵护中，我们渐渐长大，遇到你们真好！

后记　出书有如怀孕

　　怀胎十月，一个受精卵会变成哇哇降世的新生命，差不多时间，森哥这本书终于面世了。

　　以前说过，森哥从小就喜欢看书，妈妈曾笑话说：地上看到一片纸，上面但凡有字，都会蹲下来读一遍。

　　一直很羡慕那些能把自己的文字变成书的人，他们的名字于森哥讲，不啻于天上的星星。

　　森哥标准的宅男，最惬意的事，莫过于午后懒懒地蜷在沙发里，听着轻音乐，泡一壶酽茶，翻一本新买的书。每当这个时候，看着封皮的精美，嗅着油墨的香味，听着纸张的声音，托着书籍的重量，森哥总是陶醉其中，仿佛拥有了整个世界。

　　不喜欢看电影，不喜欢追歌星，森哥就佩服那些能把一个个熟悉的文字码成宏伟巨著的作家。都是语文老师教的，他们怎么就能把文章框架搭得如此有血有肉，遣词造句有如行云流水一般顺畅呢？

　　这些前辈深深影响了一个少年的成长，森哥也想成为拥有一本书的作家，这可能是今生最重要的几个梦想之一了。

平时手痒，喜欢结合发生在身边的实例，写一些段子发在朋友圈里。因为内容贴近生活，会有很多人转发。不停有人建议森哥开个公众号，森哥开始没放在心上，觉得很浪费时间，某天一时好奇，还是注册了个人公众号：森哥故事会。2016年4月12日，发了第一篇文章。

森哥从一开始就是为了让朋友开心，所以一直采用诙谐幽默的写作手法去讲讲身边的故事。生活本就诸多艰辛无奈，何必再在这里添堵呢？为了帮更多的人缓压，森哥会分析什么样的文章更受大家喜欢，慢慢发现一些穿插妇产科小知识的故事，阅读量是最多的。

这个太方便了，森哥在妇产科工作超过15年，一些妇产科常见病、多发病的发生转归，治疗愈后手到擒来，再者森哥向来喜欢用一些通俗易懂的例子来给患者解释病情，把平时怎样和患者沟通的内容，改成文字就好。

写作的时候，务求简单明了，一目了然，尽量是大家感兴趣的内容，不求冷门偏门，遇到一些热点问题，森哥也喜欢结合妇产科知识去强蹭一把。

作为一名资深书虫，森哥把推荐优秀图书当做己任，所以绝大部分文章开头就一本书的介绍。很多粉丝觉得开头单调，其实森哥是想让大家真的去读读这些书。

兴趣是最好的老师，森哥的兴趣就是写点文章，所以坚持下来了。某篇文章提到森哥儿时的梦想就是出一本书，被一位老师惦记上了。

她推荐森哥认识了花城出版社的资深编辑，请她们尽可能帮助森哥实现汇集成书的梦想。

其实森哥是很害羞的，胡诌几句的口水文，犹如红薯上不了正席，哪可能变成书呢？林菁编辑给森哥巨大的鼓励，她一直关注着森哥故事会的内容，每隔一段时间就会分享她的心得，给予恰当的建议。她对出一本书很有信心。她说现在是二胎时代，很多孕龄女性有这样或那样的孕前孕中孕后疑惑，虽然市面上有很多类似书籍，但论趣味性、幽默性，森哥故事会的文章还是有特点的。

森哥以为这是她鼓励一个践行自己梦想的人而说的客套话，虽然一直笔耕不辍，但也没把出书放在心上。

只是后台经常有粉丝们留言：森哥，你啥时候能出本书呀？我们喜欢看纸质版的。

说的人多了，森哥也渐渐心动。本来就是想把一些有用的知识传递给更多的人，既然有人有这方面的要求，为什么要忽视呢？

于是森哥和林编辑配合，把森哥故事会里最有代表性，阅读量最多的一批文章挑出来，逐篇润色修改，力求符合书籍出版的需要。

在这个过程中，林编辑付出了巨大的心血，森哥非常内疚，估计从来没有哪个作家会像森哥这般当个甩手掌柜吧。如果这本书没能面世，如果这本书销量惨不忍睹，森哥最对不起的人，肯定是林编辑。

所幸大家都是快乐积极、乐观向上的人，我们出这本书，真的是想让孕龄女性能有一本枕边书，在轻松愉快的心情下，消磨时间，顺便获取知识。

在这一年多的时间里，淼哥写了不少故事，力求晦涩的问题简单化，难言的苦恼趣味化，从不一样的视角，聊聊女生的那些事儿。熬心灵鸡汤，讲花式科普，谈八卦热点。不少文章阅读量都超过"100000＋"，平均打开率在30%左右，积累了一批忠实的粉丝。

因为一直以轻松幽默、乐观向上的笔触去描绘孕龄女性有可能遭遇的事情，淼哥被粉丝们戏称"暖男医生"。对此，淼哥深以为豪。

物以类聚，人以群分，淼哥希望关注淼哥故事会的粉丝，都是顾家爱家、心胸豁达的人。这群人，值得真心对待。

与此同时，淼哥还在微博、今日头条、企鹅号、网易、搜狐、大鱼号等多个平台做内容分发，全平台有上百万粉丝，粉丝活跃度还比较高。

一路走来，因为淼哥给大家的印象不错，所以有志同道合的小伙伴们聚在一起。大家有着同样的兴趣爱好，有着共同的目标方向，最终竟然还成立了中国医疗自媒体联盟。

"高树靡阴，独木不林"，我们聚集在一起，互相认识、互相帮助、互相督促。我们搭建医、患、媒沟通平台，传播医学健康知识，及时准确科学发声，构建和谐医患关系。

大部分人，需要的就是掌握一些基础的医学知识，防患于未然；少部分人，得的就是常见病、多发病，及时诊疗就可以；极个别的人，才需要专家教授绞尽脑汁，大动干戈。

我们通过趣味故事，让更多的人看得进，读得懂，记得住。把一些常见的医学知识记在脑海了，自然过上健康生活，尽量不去生病，这样不是更好么？

但行好事，莫问前程，只要心是善良的，能把一份快乐和知识带给大家，我们的辛苦就没有白费。

出书有如怀孕，如果这本书市场接受度高，那或许还有第二本、第三本。而淼哥是一个对新鲜事物充满好奇的人，没准儿以后还会有漫画版出现。

拥有这本书的人，肯定是淼哥最忠实的粉丝，淼哥视你们如珍宝。在线上，淼哥有一些专属微信群，欢迎你们加入。在里面，淼哥会和大家亲密接触，聊家常、轻问诊、谈科普……

就像生下的孩子，还要继续成长，由一个无齿小儿，变成一个俊俏青年。淼哥希望拥有这本书的人，也不要忘记继续成长，淼哥会陪伴你们，通过各种方式去分享快乐，传播知识。让我们一起成为快乐的人。

认识你们，真好！

刘淼

微信扫码，全书
精华一目了然